「神運動」柔軟你的肩胛骨
改善肩頸僵硬與疼痛！

肩胛骨放鬆術

福井醫療大學 保健醫療學系 教授
藤繩理

晨星出版

前言

如同書名所示，本書討論的是如何「放鬆肩胛骨」。

曾經去過整復推拿館或有過按摩經驗的人或許知道，放鬆肩胛骨原本就是一種消除肩膀僵硬與矯正駝背的手技，簡單來說，就是將緊緊貼在肋骨的肩胛骨「乾淨俐落地剝開來」，藉以達到恢復柔軟度與矯正歪斜的目的。

不過，我想有些朋友或許覺得納悶：為什麼「把肩胛骨剝離開來」，就能改善肩膀僵硬和疼痛呢？答案就在肩胛骨的結構與其周圍的肌肉。

肩胛骨的位置懸在肋骨上方，支撐著脖子和肩膀等處共17塊肌肉。正因為肩胛骨具備這樣特殊的結構，所以可動範圍不但廣，也能夠讓手臂和背部進行複雜的動作。

然而，一旦長期保持不當的姿勢，造成肩胛骨移位，就會使與肩胛骨連動的肌肉跟著遭殃，發生各種不適也是事實。脖子和肩膀等處的肌肉若變得僵硬，肩胛骨的活動會變得愈來愈困難，最後演變成脖子和肩膀僵硬的情況日益惡化的慢性疼痛。為了打破這樣的惡性循環，必須想辦法讓肩胛骨回正，恢復身體原有的韌性，這就是放鬆肩胛骨為何有效果的理由。

在本書中稱為「神運動」的肩胛骨放鬆術，是一種用於提升肩胛骨柔軟度的運動。只要放鬆僵硬的肩胛骨，恢復原本大範圍的可動區域和正確的姿勢，就能改善肩頸的困擾。

本書介紹的每一項運動，只需短時間就能完成，做起來毫無負擔，即使是平常沒有運動習慣的讀者，也能順利上手。最重要的優點是能夠在家執行，非常方便。最後呼籲苦於肩頸僵硬或疼痛的朋友，請務必試試這項神奇的肩胛骨放鬆術。

福井醫療大學 保健醫療學系 教授
藤縄 理

僵硬和疼痛等不適症狀！

適症狀更加惡化的禍因。請各位把肩胛骨回正視為重要目標，擺脫慢性病的泥淖！

脖子和肩膀的僵硬與疼痛，
源自於變得硬梆梆的肩胛骨！

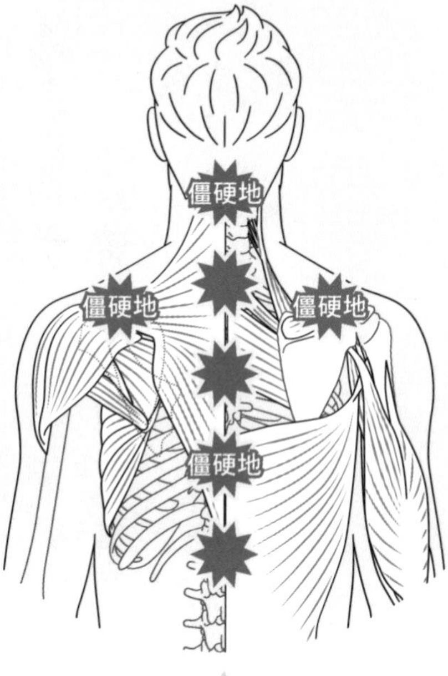

錯位的肩胛骨會讓我們陷入肩頸疼痛
與僵硬的惡性循環！

如何擺脫僵硬與疼痛的糾纏……

**利用肩胛骨放鬆術使肩胛骨回到正確的位置，
是消除疼痛與僵硬的不二法門！**

利用肩胛骨放鬆術，改善

許多有肩頸僵硬困擾的人的共通特徵是肩胛骨錯位。其實，肩胛骨錯位是使全身不

如果對變得硬梆梆的肩胛骨置之不理……

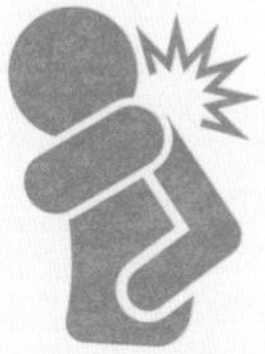

肩頸的疼痛與僵硬會逐漸擴大到全身，演變成慢性疼痛！

如果放任不管，身體還會出現這些問題！

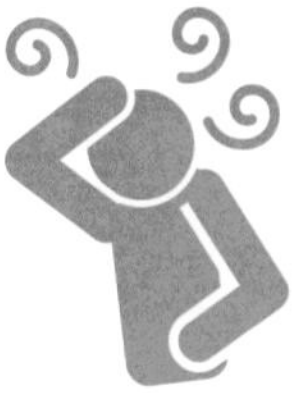

暈眩

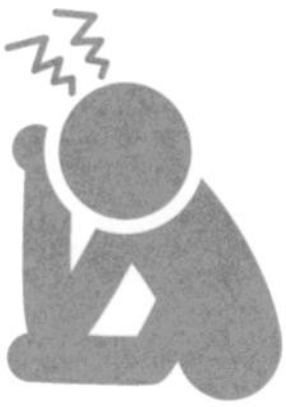

頭痛

寒性體質

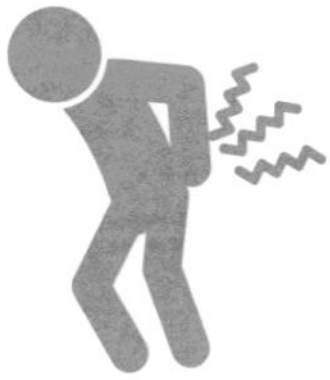

腰痛

等

肩胛骨容易變得僵硬的元凶！？

痛與僵硬的原因。但只要藉由肩胛骨放鬆術使姿勢回正，就能消滅各種身體不適的元凶。

不自覺往前傾的姿勢會加速肩膀的僵硬程度！

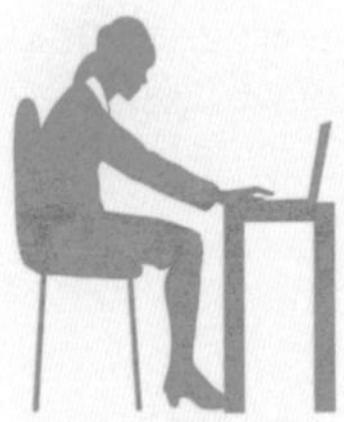

每天長時間
對著電腦螢幕工作

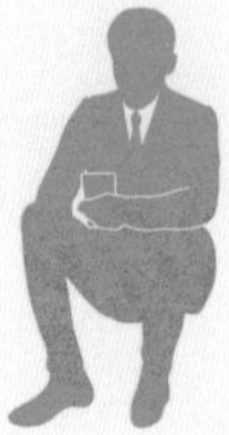

一有時間就滑手機，一整
天下來滑了好幾個小時

等

長時間維持前傾的姿勢，容易使肩頸的肌肉變得僵硬。
連帶造成與肩頸連動的肩胛骨也變得硬梆梆！

前傾的姿勢會加重身體的負荷

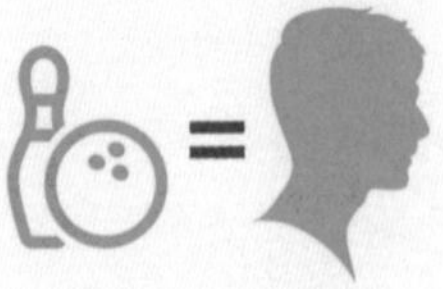

頭低得愈來
愈厲害……

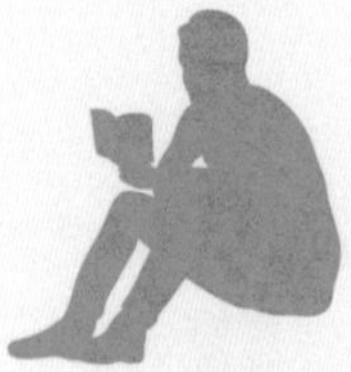

頭的重量約占體重的10%
換句話說，我們的肩頸等於必須
隨時支撐著一顆保齡球！

支撐頭部的肌肉
必須多承受好幾倍的負擔，
肩頸的負擔也愈發沉重！

現代人的生活方式，竟是導致

因為在辦公桌前久坐、做家務等，讓人在不知不覺中養成前傾的姿勢。這就是造成肩頸疼

前傾的姿勢會使緊繃的肩胛骨變得僵硬！

姿勢大走樣，演變成前傾的狀態（駝背）

↓

肩頸、肩胛骨周圍的肌肉變得硬梆梆

↓

僵硬的肌肉會壓迫血管

↓

產生疲勞物質，不斷囤積於體內

↓

僵硬和疼痛發生！

利用肩胛骨放鬆術鬆開緊繃的肌肉，血液循環也改善了！

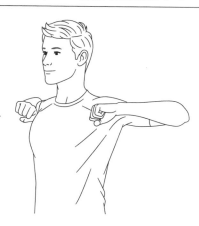

肩胛骨放鬆術也有改善血液循環的效果。除了肌肉的僵硬獲得舒緩，身體的惱人症狀也不藥而癒了！

各種驚喜效果！

得到改善。藉由自律神經、代謝機能獲得調整，對肌膚美容也有加分效果。

消除僵硬

肩胛骨能夠活動自如，
身體變得更加輕盈

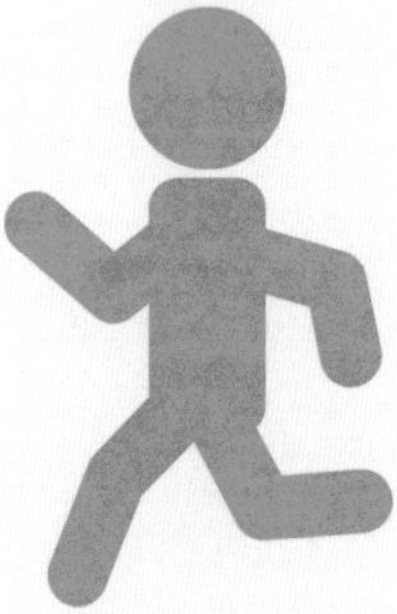

促進血液循環

排出老舊廢物，
從體內恢復健康

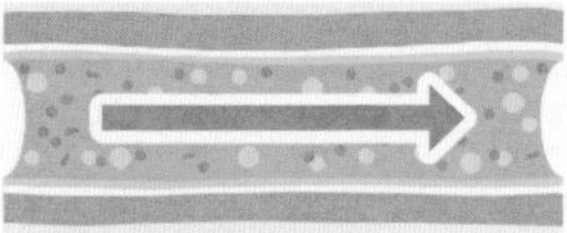

身體變得不容易疲倦

動作變得矯健敏捷，
也不容易受傷

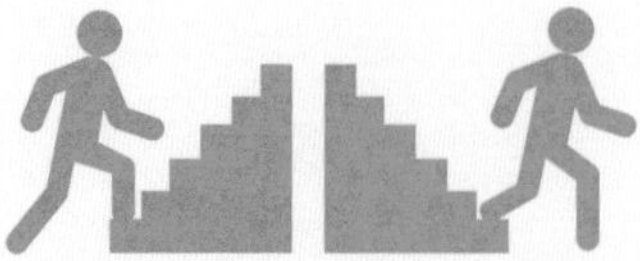

姿勢得到改善

背脊挺得直，
就不會有駝背問題了。

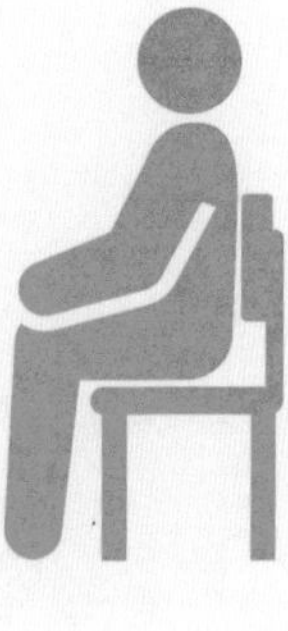

肩胛骨回正後所帶來的

只要肩胛骨恢復正常的運作，不用說消除肩頸痠痛了，血液循環、身體狀況會

改善呼吸的品質

肌肉恢復柔軟，深呼吸
終於不再是難事

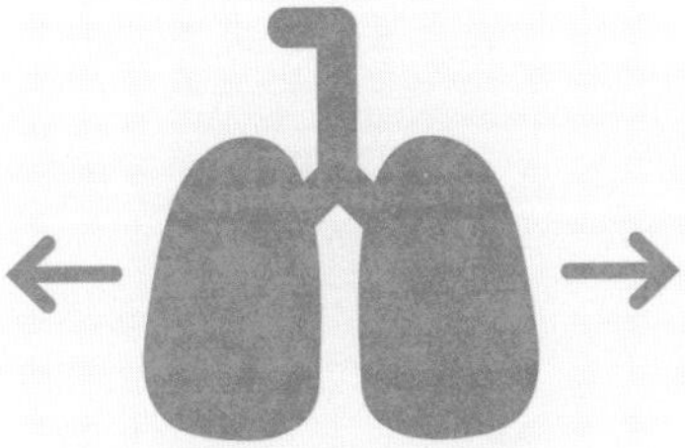

改善身體的惱人症狀

擺脫自律神經失調，
身體狀況也變好了

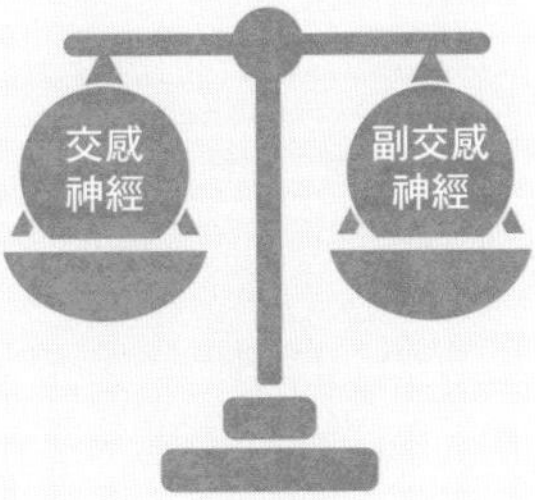

達到視覺減齡

消除浮腫，
外表看起來更年輕

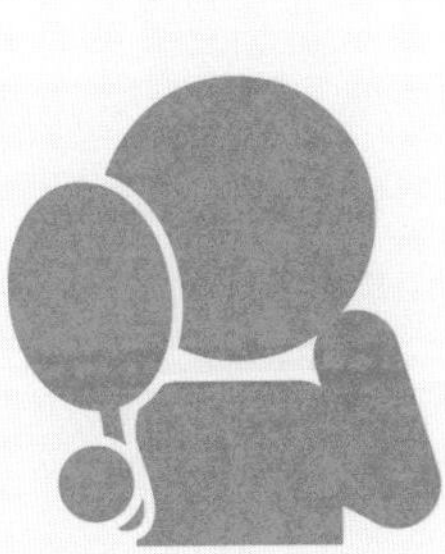

成為易瘦體質

提升基礎代謝，
變成容易燃燒脂肪的身體

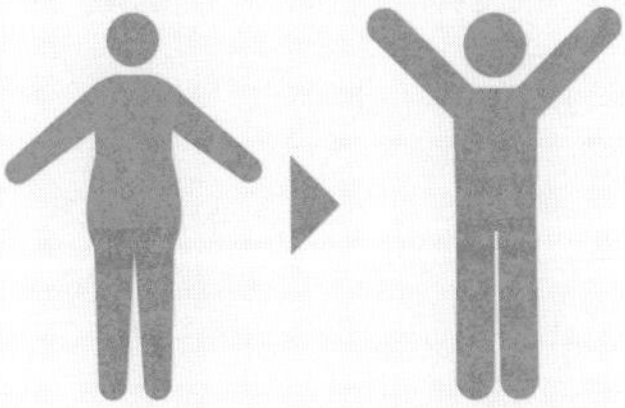

的緊繃度

準確認手臂的角度以做出正確的判斷，建議對著鏡子檢測。

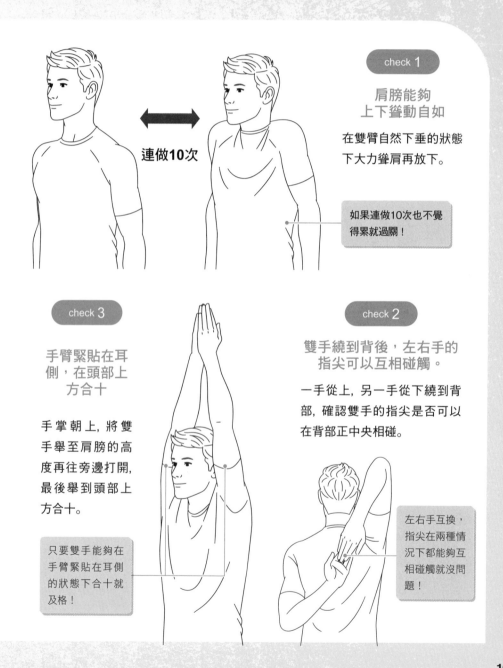

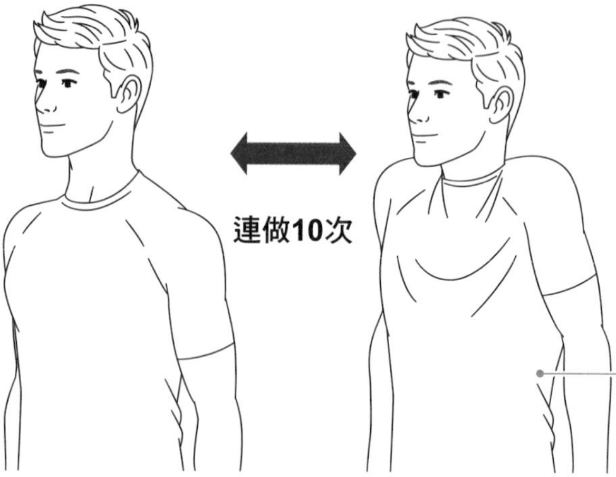

check 1

肩膀能夠上下聳動自如

在雙臂自然下垂的狀態下大力聳肩再放下。

如果連做10次也不覺得累就過關！

check 2

雙手繞到背後，左右手的指尖可以互相碰觸。

一手從上，另一手從下繞到背部，確認雙手的指尖是否可以在背部正中央相碰。

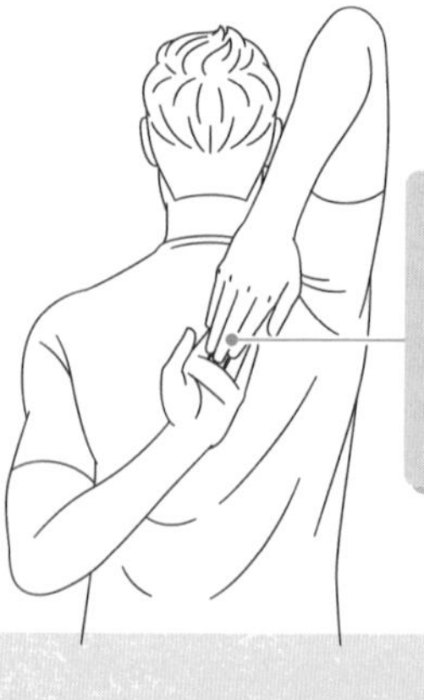

左右手互換，指尖在兩種情況下都能夠互相碰觸就沒問題！

check 3

手臂緊貼在耳側，在頭部上方合十

手掌朝上，將雙手舉至肩膀的高度再往旁邊打開，最後舉到頭部上方合十。

只要雙手能夠在手臂緊貼在耳側的狀態下合十就及格！

自我檢測肩胛骨

請各位依照以下的5個步驟自我檢測肩胛骨的緊繃度。為了精

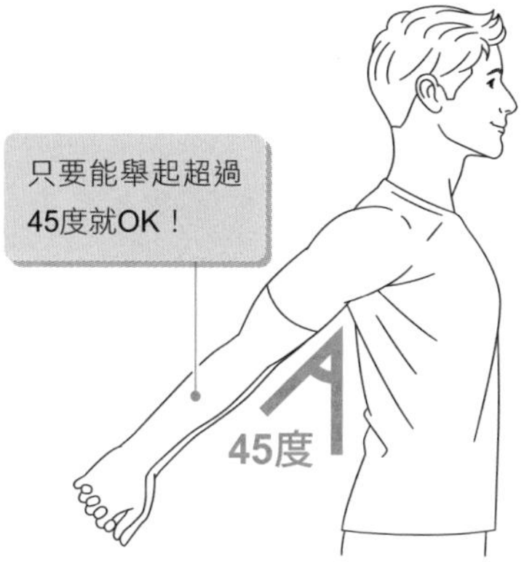

只要能舉起超過
45度就OK！
45度

check 5

在背後交叉雙手舉起

雙手交叉放在身後，筆直舉起。挺直背脊，抬高超過45度。

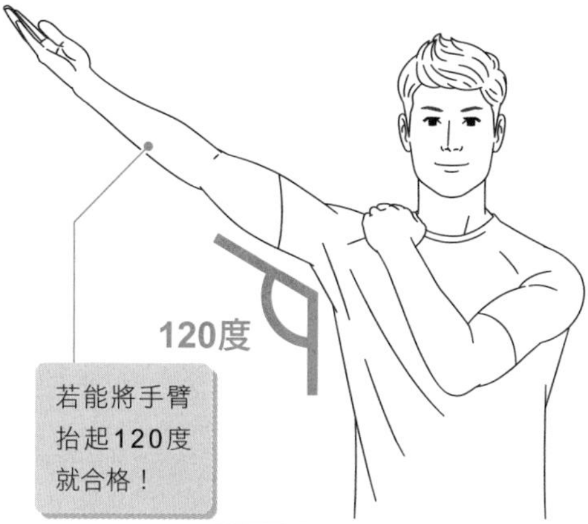

120度
若能將手臂
抬起120度
就合格！

check 4

按住肩膀，抬起手臂

把左手放在右側肩胛骨的突出處，再將右手掌心朝上抬起約120度。接著換另一隻手臂確認。

你的肩胛骨處於何種狀態……

＼「數數能做到幾項」以判斷緊繃的程度！／

每一項 都達標的人	能做到 3～4項的人	能做到 1～2項的人	1項 都做不到的人
緊繃度 0%	緊繃度 50%	緊繃度 80%	緊繃度 100%
肩胛骨處於很柔軟的狀態。為了保持如此良好的狀態，請把肩胛骨放鬆術導入日常生活，有空就進行。	雖然肩胛骨能夠活動到一定程度，但因為姿勢不良，導致肩胛骨有些僵硬。建議利用肩胛骨放鬆術，讓肩胛骨遠離僵硬。	肩胛骨周圍很緊繃，影響到活動的流暢度。請利用肩胛骨放鬆術鬆開肩胛骨附近的肌肉吧。	肩胛骨的緊繃度很嚴重。請從矯正姿勢做起，利用肩胛骨放鬆術鬆開肩膀周圍的肌肉。

目次

第1章 放鬆肩胛骨是改善身體不適的最大關鍵

第2章 鬆開緊繃的肩胛骨 5項神運動

目次

第4章 養成不會讓肩胛骨移位的生活習慣

目次

第5章

打造強健的骨骼，投資未來的健康吧

※請各位依照自己的身體情況，決定是否進行本書介紹的運動。有慢性疾病病史以及對體力沒有自信的人，請事先向醫生諮詢。若因實踐本書當中的內容導致意外、受傷等，本公司恕難負責。

第 1 章

放鬆肩胛骨是改善身體不適的最大關鍵

肩胛骨的歪斜與錯位，是造成肩頸等部位變得僵硬、疼痛慢性化的元凶。請利用這套以理學療法為基礎的運動，終止惡性循環吧。

脖子和肩膀的僵硬與疼痛，源自於變得硬梆梆的肩胛骨

從肩胛骨下手，終結身體各種不適的惡性循環

引起時不時就發作的肩頸僵硬與疼痛的原因包括，脖子習慣向前傾等姿勢不良、運動不足、身心壓力等。尤其影響甚鉅的是，一旦養成駝背等前傾姿勢，以及平常沒有運動的習慣，就容易造成肌肉僵硬，連帶使肩頸也跟著遭殃。

凡是有肩頸緊繃、痠痛困擾的人，其共通特徵是「肩胛骨變得硬梆梆，而且偏離正確的位置」。肩胛骨連繫了肩膀、手臂等17種類的肌肉，意即負責上半身的機能之中樞。肩胛骨一旦出問題，受連累的不僅是肩膀，還會殃及與其連動的肌肉與關節，使其不斷承受沉重的負擔。**因偏離正確位置而變得硬梆梆的肩胛骨，會加速肩頸變得僵硬及產生疼痛，也是造成症狀久久不癒的元凶**。

棘手的是，能夠主動察覺肩胛骨出狀況和錯位的人少之又少，大多數的人都把這種情況單純視為「肩頸僵硬」。為了解決這個迫切的問題，本書希望藉由這套能夠讓各位在家裡輕鬆進行的運動，直接針對肩胛骨下手，順利消除肩頸等各種身體不適。

活動度減退的肩胛骨會使僵硬的情況惡化

因姿勢不良而變得僵硬的肩胛骨，除了使與其連動的肌肉產生更劇烈的疼痛與更嚴重的僵硬，症狀也會持續惡化與慢性化。

肩頸僵硬是這麼產生的

長期習慣前傾的姿勢

導致脖子和肩膀的肌肉過度緊繃

＋

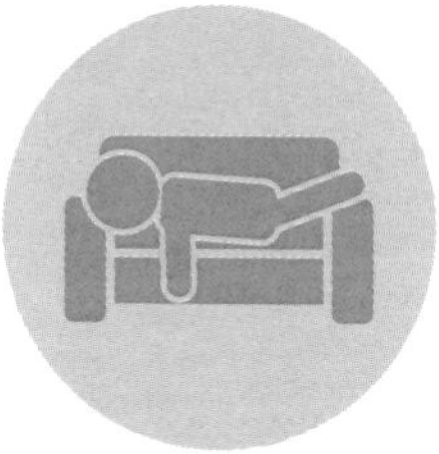

沒有運動習慣

肌肉失去柔軟度，逐漸變得僵硬。

＝

肩胛骨因錯位而變得僵硬

因肩頸周圍的肌肉變得僵硬，造成肩胛骨錯位而變硬。

肩胛骨變得緊繃，只會加速脖子、肩膀、背部等處變得僵硬與疼痛的情況惡化

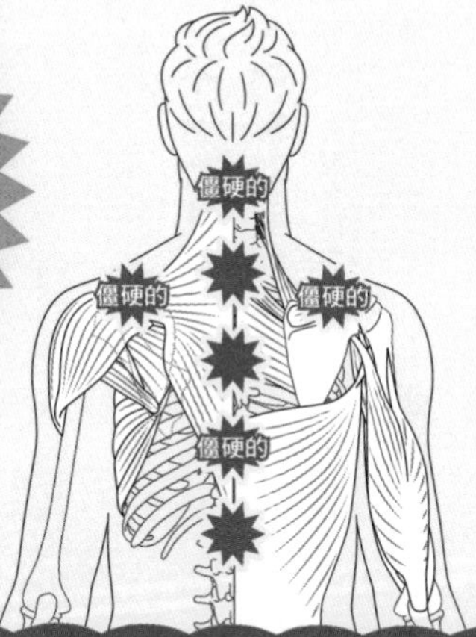

唯一解方是恢復肌肉的柔軟度，將肩胛骨導回正確位置！

前傾的姿勢真的會降低肩胛骨的活動度嗎!?

肩胛骨位移的原因是前傾的姿勢

為了正本溯源，我們首先要探討的是為什麼肩胛骨會發生位移，變得愈來愈僵硬。其實，最根本的原因在於長期習慣駝背等前傾的姿勢。

人的頭部重量號稱約占體重的10%。主要負責支撐頭部重量的是頸椎；因為頸椎肌肉具有的韌性與脊椎整體呈S型曲線，得以讓頭部與頸部保持絕佳的位置關係與平衡。然而，**若長期維持前傾的姿勢，造成頭部也往前傾的狀態，其重量就會壓迫到頸椎，造成頸椎的弧度被拉直，無法繼續發揮原有的功能**。如此一來，沉重的負荷便會轉嫁到支撐頭部的脖子與肩胛骨周圍的肌肉，導致僵硬與疼痛產生。

不僅如此，前傾的姿勢一旦習慣成自然，就會形成肩膀和手臂往前伸的姿勢，連肩胛骨也會被往外拉到前面。這種歪斜的姿勢會造成胸側縮小，背部被拉長，使肌肉受力不均。**最後演變的結果就是脖子和肩膀的肌肉變得僵硬，肩胛骨錯位而變得硬梆梆**。只要不矯正不良姿勢，對肩頸的傷害就會持續累積，僵硬與疼痛進一步惡化與慢性化。

長時間維持前傾的姿勢是許多現代人的通病

滑手機、對著電腦螢幕工作、坐在辦公桌前辦公、料理與掃除等，這些讓我們不自覺保持前傾姿勢的行為，都和肩胛骨的移位息息相關。

身體愈往前傾，對脖子造成的負擔愈大

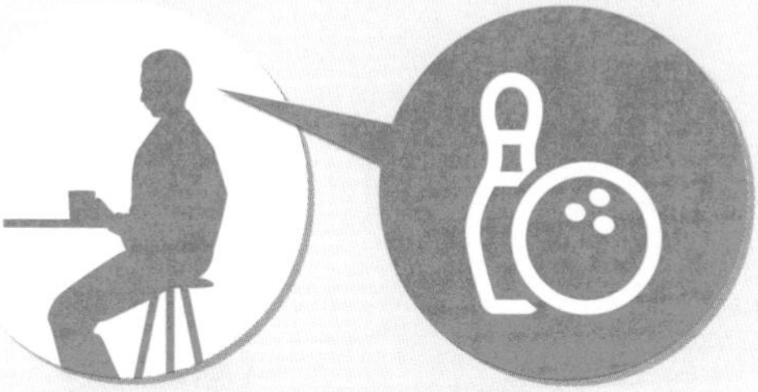

頭部的重量相當於1顆保齡球！

人的頭部重量約占體重的10％。一個體重64kg的人，其頭部重量約是6.4kg，相當於1顆14磅（約6.35kg）的保齡球！

前傾的姿勢會造成肩胛骨變硬！

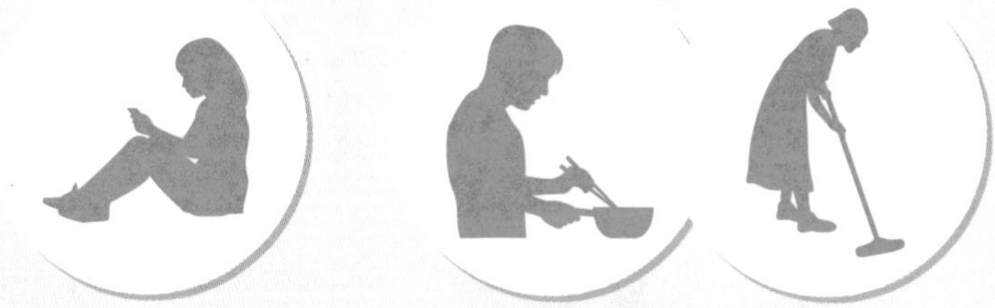

一有空檔就滑手機或盯著平板

連做家事時，也大多維持「埋頭苦幹」的姿勢

等

一旦養成前傾的姿勢，肩頸的肌肉會慢慢變得愈僵硬，造成與其連動的肩胛骨也會失去彈性，變得硬梆梆

↓

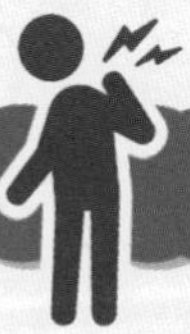

肩頸開始僵硬，無法改善！

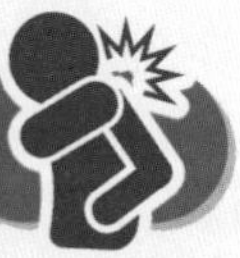

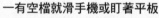

「肩胛骨」究竟是什麼樣的骨骼？

有「上半身骨盆」之稱的重要部位

聽到肩胛骨這三個字，不知道各位是否清楚它的位置與功能呢？肩胛骨是一對位於肩膀之下、背部上方，大而平坦的倒三角形骨骼，呈左右對稱。因為這樣的外型，又被稱為「天使的羽毛」。

肩胛骨相較於其他骨骼，結構顯得很特殊。肩胛骨並非與身軀直接相連，而有接點的地方僅有位於鎖骨兩端的肩鎖關節，肩胛骨等於懸在肋骨之上。那麼，肩胛骨究竟靠什麼方法固定在這個位置呢？這個任務由「斜方肌」「肱二頭肌」「胸大肌」這些上半身的主要肌肉負責。至於與肩胛骨相關的17種肌肉，則留待後述。總之，**肩胛骨藉由與各種縱向、橫向的大小肌肉連動，讓肩膀與手腕保持上下轉動，以確保廣大的可動區域。另外，它能夠以滑動的方式在肋骨上方活動自如，連手臂要進行複雜且立體的動作時，也需要它發揮支援的作用。**

肩胛骨與支撐下半身的骨盆也有著密切的關係（參照P. 28～29），是支撐全身的地基，是扮演著重要角色的的骨骼之一。

柔軟靈活的肩胛骨

肩胛骨只靠肩鎖關節與身軀連結。肩胛骨處在懸於肋骨之上的狀態，可以確保寬廣的可動區域與活動靈活度。

從上往下看的肩胛骨

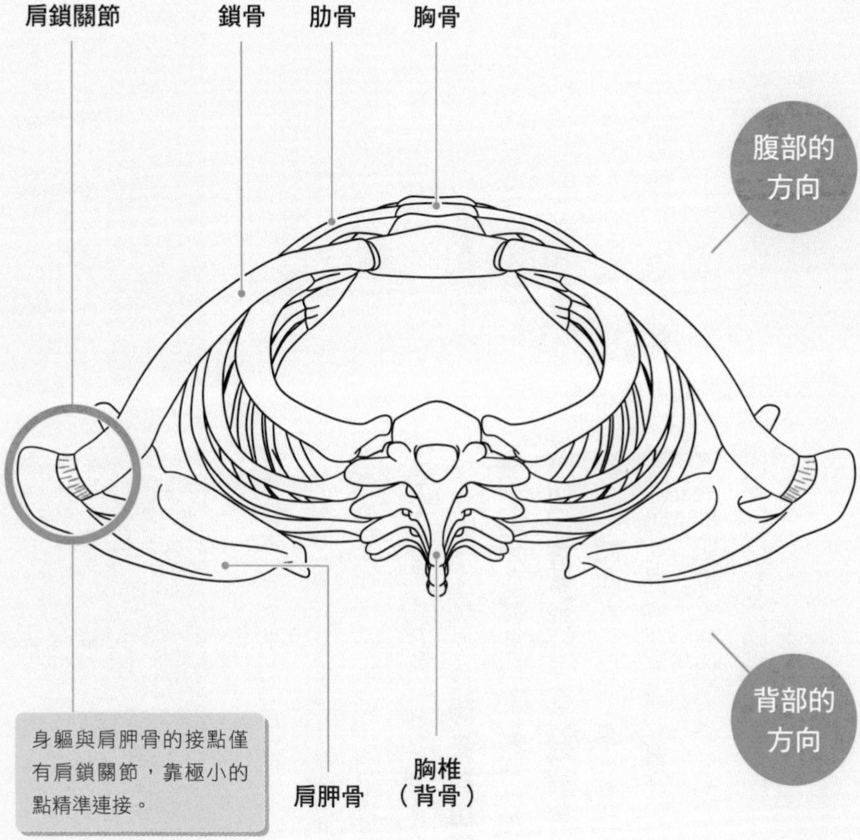
肩鎖關節
鎖骨
肋骨
胸骨
腹部的方向
背部的方向
身軀與肩胛骨的接點僅有肩鎖關節，靠極小的點精準連接。
肩胛骨
胸椎（背骨）

肩胛骨能夠在寬廣的可動範圍活動自如，所以才有辦法支援肩膀與手臂的各種動作，也是維持身體平衡的重要部位。

肩胛骨與17種肌肉連動

密集的連結會引發身體不適的骨牌效應

肩胛骨的支撐源自於脖子、肩膀等相連的17種肌肉。接下來為各位一一介紹。

位於肩胛骨周圍的主要肌肉，從脖子一路延伸到背部，覆蓋的範圍很廣；除了參與聳起肩膀等動作，還有各種肌肉各司其職。包括負責固定肩胛骨的「斜方肌」、與將肩胛骨往內收的動作，以及和肩胛骨一起負責肩膀和手腕的升降動作的大．小「菱形肌」與「提肩胛肌」等。至於胸部這邊的肌肉，有伸出手臂時，把提肩胛肌往前拉的「前鋸肌」、保持肩胛骨平衡的「胸小肌」等。占了大部分背部的「背闊肌」，是與肩胛骨下方連結的肌肉，負責肩胛骨的下降與內收。「肩胛下肌」位於肩胛骨的肋骨處，作用是保持肩胛骨的穩定，不要讓它移位。

如同上述，**肩胛骨藉由與多種肌肉相連，完成各式各樣的動作，但相對地，它也會引發許多症狀，造成層出不窮的骨牌效應。**具體而言，只要某一處的肌肉失調，這個問題便很快會反映在肩胛骨上，接著再影響其他肌肉，形成連鎖反應。最終演變成不斷擴大的惡性循環。

了解支撐肩胛骨的17種肌肉

下方的插圖是支撐肩胛骨的17種肌肉，每一種各司其職，而藉由與它們連動，肩胛骨得以支援脖子、背部、手臂等各式各樣的身體動作。

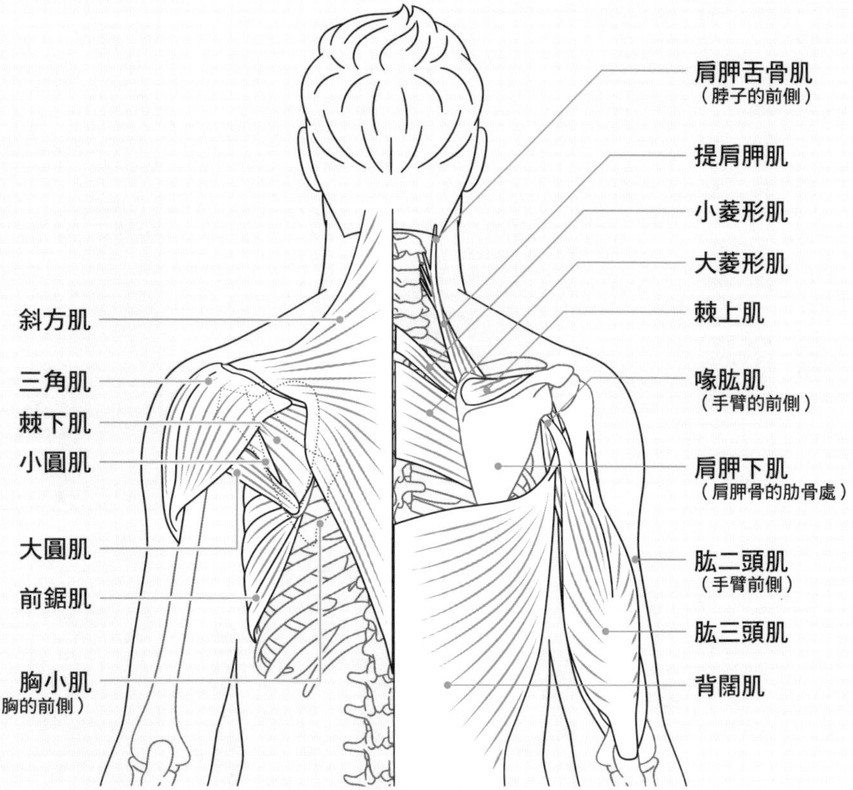

斜方肌
三角肌
棘下肌
小圓肌
大圓肌
前鋸肌
胸小肌
（胸的前側）
肩胛舌骨肌
（脖子的前側）
提肩胛肌
小菱形肌
大菱形肌
棘上肌
喙肱肌
（手臂的前側）
肩胛下肌
（肩胛骨的肋骨處）
肱二頭肌
（手臂前側）
肱三頭肌
背闊肌

因姿勢不良和運動不足，導致支撐肩胛骨的肌肉變得僵硬

↓

肩胛骨的活動度下降

↓

肩胛骨出狀況會引發肌肉的負面連鎖，使症狀更為惡化

健康的肩胛骨能夠往6個方向活動

●將舉起的手臂放下的「向下旋轉」

在正常情況下，肩胛骨可以朝上述6個方向活動，但如果長期維持其中某個狀態，或是做不了哪個動作，表示肩胛骨出現異常。舉例而言，駝背等不良姿勢，會使肩胛骨陷入外翻的狀態。另外，舉起手臂時感到疼痛的人，可能是四十肩、五十肩作祟。

肩胛骨是攸關全身的動作與健康的重要部位，所以從平時就必須意識到肌肉僵硬的嚴重性。

肩胛骨的一舉一動對全身都有影響

如同前述，肩胛骨的特徵是與其他骨骼的接點很少，靠著各種肌肉支撐以「懸在背上」。拜此特殊結構所賜，肩胛骨得以朝左記的6個方向，進行各種運動。不僅如此，肩胛骨的動作還透過與肩關節的連動，讓手臂能夠活動自如，表現出立體的動作。

●抬起、縮起肩膀的「上移」

●將舉起的肩膀放下的「下壓」

●打開背部，將手臂往前伸的「外展」

●挺胸，將肩胛骨往內收的「內收」

●將手臂從身側舉起的「向上旋轉」

掌握肩胛骨的動作與功能！

肩胛骨可以朝6個方向活動，支援肩膀、手臂、背部的動作。如果肩胛骨的狀態不佳，活動度就會下降。

肩胛骨有6種活動類型

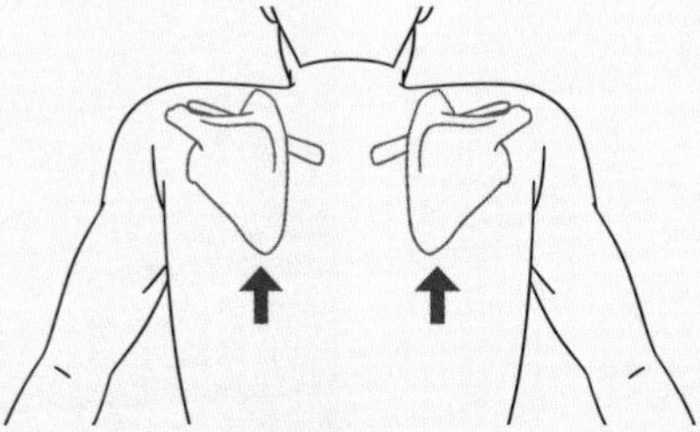

上移
抬起肩膀（聳肩）

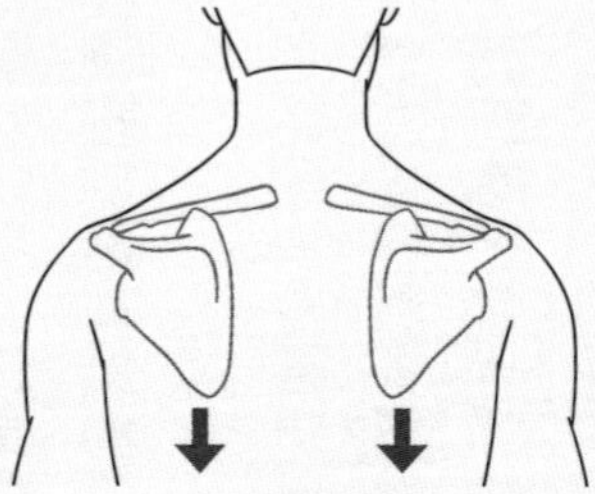

下壓
放下肩膀

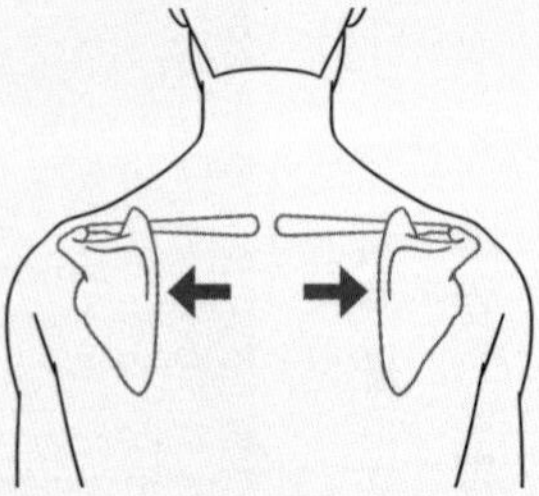

外展
拓寬肩胛骨之間的距離（把肩膀往前伸）

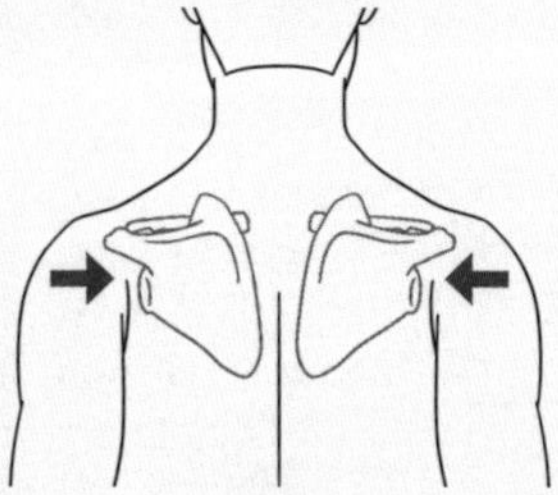

內收
縮短肩胛骨之間的距離（把肩膀往後拉）

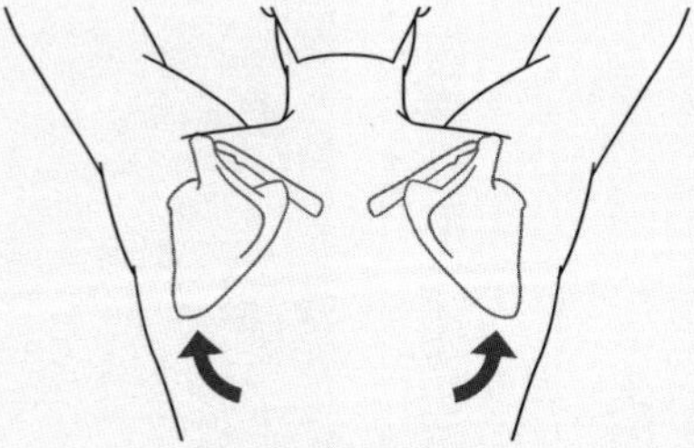

向上旋轉
將手臂從側邊舉起（萬歲姿勢）

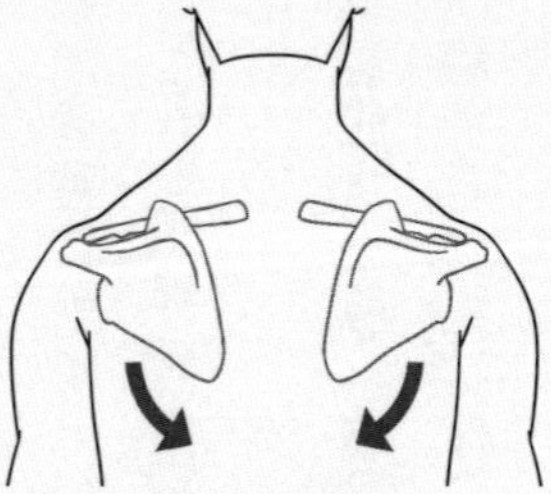

向上旋轉
將舉起的手臂放下（把手繞到背部）

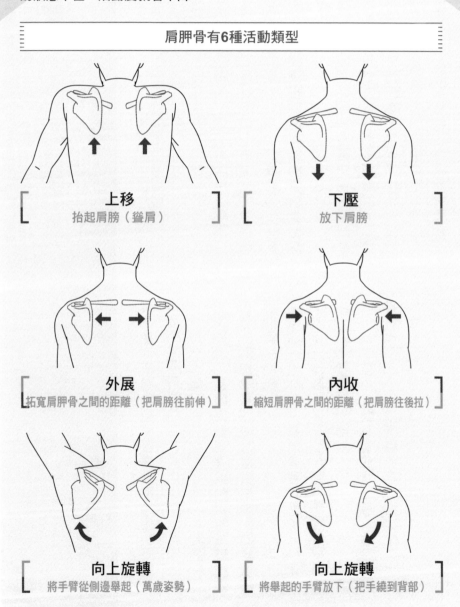

只要肩胛骨活動自如，就能消除全身的僵硬！

肩胛骨失能所造成的影響會波及全身

如同前述，肩胛骨與其周邊的肌肉，存在著緊密的連動關係，是互相依存的命運共同體。不論狀況是好是壞，馬上互通聲息，產生連鎖反應。換句話說，**只要將肩胛骨回正，使它不再硬梆梆，其周邊的肌肉也會跟著受益**。

另外，不僅是肩頸，連腰部也會受到影響。原因在於負責支撐肩胛骨與腰部的骨盆會跟著連動。舉例而言，當背部彎曲讓肩胛骨外翻或向下旋轉時，腰骨也會跟著彎曲，使骨盆往後傾。簡單來說，肩胛骨的異常很容易連帶影響骨盆，腰痛等不適症狀便是反映受到連累的結果。

當然，情況也可能剛好相反。**若肩胛骨出現異常，是因為受到骨盆的功能障礙影響所致，那麼只要解決骨盆的障礙，就能改善肩胛骨的問題**。例如坐在椅子上的時候，請提醒自己把容易後傾的骨盤往前抬。如此一來，與其連動的肩胛骨的位置也會跟著回正，上半身自然也挺直了。

為了避免各種不適症狀出現，除了肩胛骨，也別忘了仔細呵護與其連動關係緊密的骨盆。

只要讓肩胛骨歸位，就能改善全身的不適症狀！

肩胛骨也會與下半身連動，所以肩胛骨的異常，有時候會使全身都受到影響。因此只要把它調整到正常狀態，全身的不適症狀也會跟著改善。

掌握肩胛骨與骨盆的關係！

當肩胛骨外展，向下旋轉時

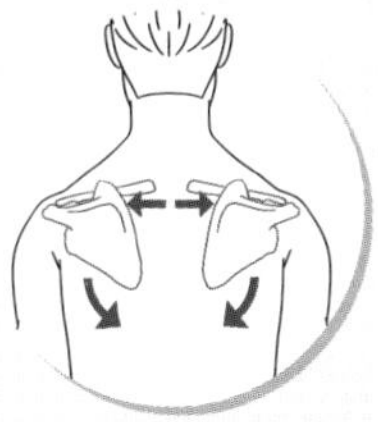

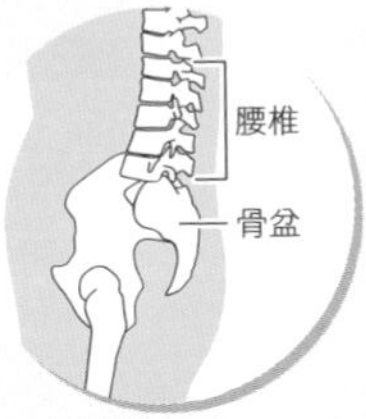

腰椎（腰骨）彎曲，骨盆往後傾

腰椎（腰骨）彎曲，骨盆往後傾

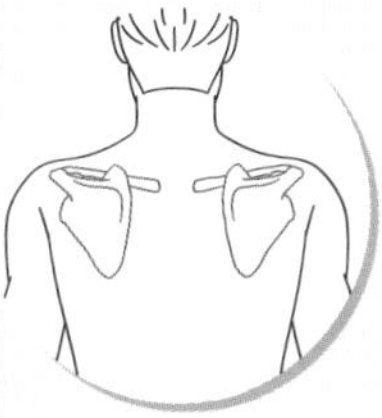

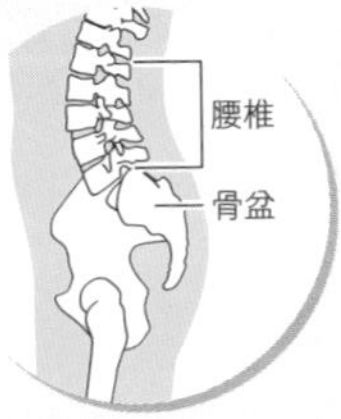

當腰椎（腰骨）前彎，骨盆便回到正確

肩胛骨與骨盆連動，所以肩胛骨一旦出問題，腰部和下半身也會遭受波及！

只要肩胛骨回到正確的位置，全身的病痛都能改善！

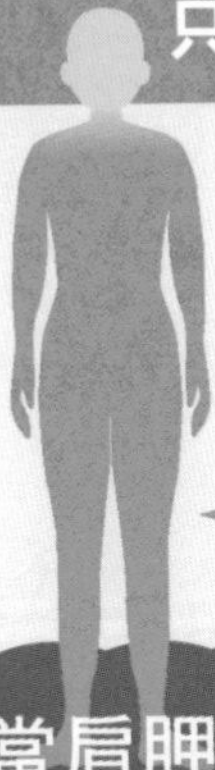

肩胛骨除了與肩膀和手臂，也與胸部和腰部的肌肉連動。因此，只要肩胛骨回到原本的位置，就能找回身體的平衡。

當肩胛骨能夠活動自如，回到正確的位置，全身就能恢復平衡，僵硬與疼痛也獲得舒緩！

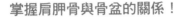

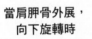

請務必實踐以下專為解決肩胛骨與身體不適的矯正運動！

為運動的效果錦上添花

我在大學任教，教授理學療法之餘，也向當地民眾進行健康指導。我在現場深切感受到一件事：在許多苦於身體不適症狀的民眾當中，問題出在肩頸等與肩胛骨相關的比例特別高。

因此，本書把重點放在為了使位移而變得僵硬的肩胛骨，恢復正常功能所開發的「肩胛骨放鬆術」，另外也加入「依症狀分類的運動」（參照P.66～83），包括「腰痛」「手臂、手腕疼痛與麻痺」等。

話說回來，鼓勵運動的出發點，是基於促進與維持健康。低強度運動的優勢是不論男女老少，每個人都能夠輕鬆進行。以下為各位說明，透過實踐這些運動所帶來的3項益處。

第一，活動身體除了維持、提升體力與肌力，也有強化運動能力的效果；第二是藉由提高肌肉強韌度以促進血液循環，改善身體的種種不適。進而整頓體內環境，連帶提升免疫力；第三是柔軟、靈活的肌肉有助維持正確的姿勢與穩定身體的動作，所以能夠減輕各部位的負擔，改善肩膀僵硬與腰痛等。

擊退肩膀僵硬與腰痛等各種不適症狀！

透過下表，我們可清楚看出不論男女，苦於肩膀僵硬與腰痛的人不在少數。因此，建議大家做運動以舒緩這些惱人的症狀。

身懷惱人症狀的現代人
（出現傷痛等自覺症狀的人的前5名）

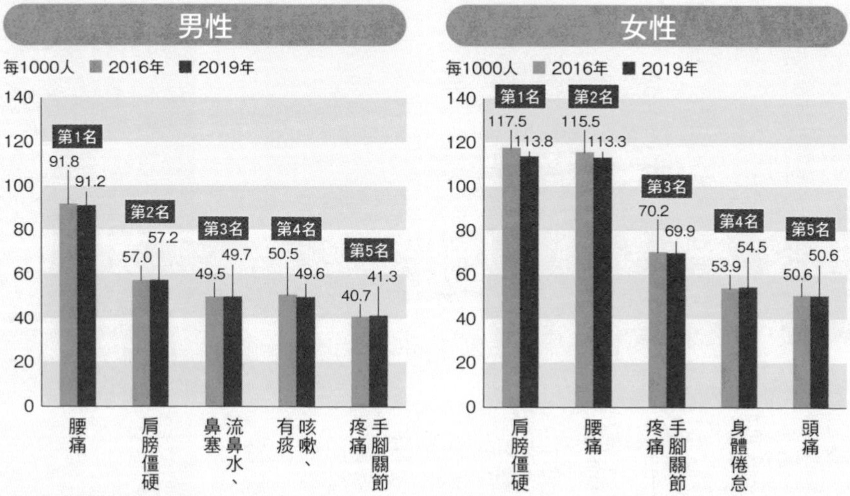

※出現傷痛等自覺症狀的人在日文稱為「有訴者」，圖表顯示的是每1000名的人口之中，有訴者人數所占的比率。
出處：根據厚生勞動省2019年「國民生活基礎調查」中的「各性別、年齡層的有訴者率（每1000人）」製作，並進行部分改編。

透過運動可獲得的主要益處

益處 1

維持體力與肌力，並提升運動能力

做運動活動身體，除了維持、提升體力與肌力，也能達到強化運動能力的效果。

益處 2

促進血液循環，進而提升免疫力

放鬆肌肉可促進血液循環。而且維持理想的體溫也有助免疫力的提升。對預防病毒入侵也有幫助。

益處 3

除了改善症狀，也有預防的效果

肌肉若能發揮正常的功能，就能養成正確的姿勢。保持良好姿勢除了可減輕肌肉負擔，有助改善僵硬與疼痛的產生，也能發揮預防的效果。

只要養成良好的姿勢，就能確保肩胛骨在正確的位置

肩胛骨與抗重力肌的關係也受到注目

即使藉由運動將肩胛骨的位置回正，也恢復其柔軟度，卻沒有針對真正的原因下手，意即矯正不良的姿勢，就無法期盼狀況會得到改善。唯有雙管齊下，透過運動＋養成正確姿勢，才能確保肩胛骨能夠發揮正常的功能。

在矯正姿勢之前，各位必須先了解抗重力肌。所謂的抗重力肌，就是分布在脖子、背部、腹部一帶的肌肉，其作用是抵抗重力以支撐身體，當這4個部位的肌肉彼此之間保持平衡，我們才能在站立與坐著的時候保持自然的姿勢。

尤其是斜方肌等背部的抗重力肌，與肩胛骨之間的關係很密切，對肩頸周圍的狀況好壞，也會發揮影響力。除此之外，從肩胛骨對保持姿勢也扮演著重要角色來看，更是不難理解兩者的關係確實相當緊密。

建議各位在矯正姿勢時，不妨多利用一些小技巧作為輔助。本書為各位介紹的小撇步包括利用毛巾改造成臀部坐墊和腰枕等。不論哪一種，作法都很簡單，也花不了多少時間，但確實能獲得矯正姿勢的效果，請各位務必試試看。為了確保肩胛骨的位置不偏移，請在日常生活中多下點功夫。

意識到姿勢的重要性，並且身體力行

一旦養成錯誤的習慣，即使花再多時間運動，效果也是差強人意。請意識到姿勢的重要性，並努力保持正確的姿勢。

抗重力肌是保持姿勢時不可或缺的關鍵

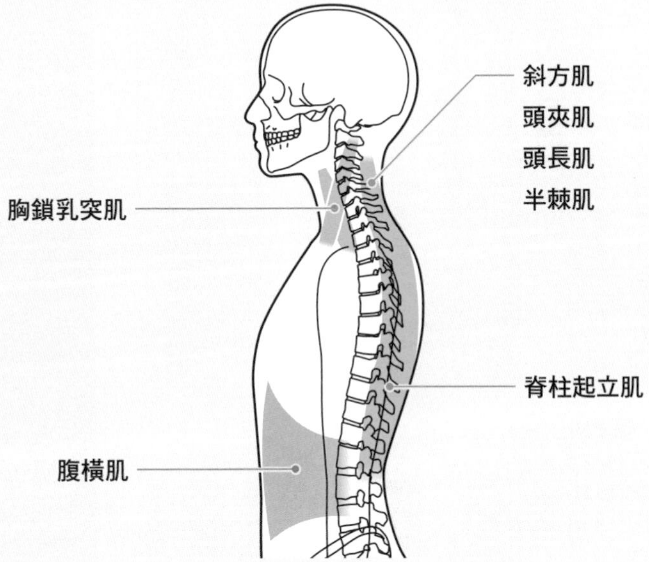
斜方肌
頭夾肌
頭長肌
半棘肌
胸鎖乳突肌
脊柱起立肌
腹橫肌

利用隨身的物品維持正確的姿勢

把毛巾改造成
臀部坐墊
（參照P.100）
把毛巾改造
成腰枕
（參照P.101）
等

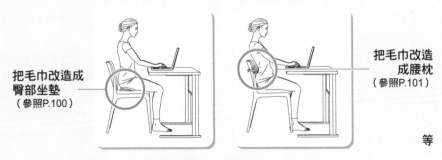

為了避免姿勢偏移，請各位多花點功夫，
養成良好的姿勢

鍛鍊體幹，讓肩胛骨保持在正確的位置

只要姿勢正確，肩胛骨就能保持在正確的位置

我相信透過截至目前的解說，各位已經理解只要肩胛骨保持在正確的位置，使周邊的肌肉保持良好的柔軟度，出現肩頸僵硬、疼痛等困擾的風險就會降低許多。但是，**有一點很重要的是，我們該怎麼做，才能讓肩胛骨隨時保持在正確的位置呢？為了達到這一點，鍛鍊體幹是很重要的一環。**

說到體幹，我想有些人馬上想到的是腹肌或軀幹附近的肌肉，但這樣還不足以涵蓋體幹的範圍。所謂的體幹，正確定義是手腳之外，從脖子以下的軀體部分。正如字面上的意思，「幹」就是支撐身體的支柱，是為了使肩胛骨保持正確位置時不可或缺的關鍵。**鍛鍊體幹能調整肌肉的平衡，提升全身的穩定度。除了維持姿勢，鍛鍊體幹的效益還有提升動作表現、提升肌力，達到肌肉緊實效果等。**

本書建議各位除了實踐第2章介紹的肩胛骨放鬆術的「5大神運動」，再加上每星期2～3次的「鍛鍊體幹運動」（參照P.58～61）。我相信只要確實實踐這兩項運動，一定對防止肩胛骨移位，以及養成良好姿勢能發揮很大的助益。

只要鍛鍊體幹就能獲得的益處

鍛鍊體幹可望調整肌肉的平衡、改善姿勢、使身體變得更為緊實等，值得期待的效果很多。

體幹指的是哪些部分？

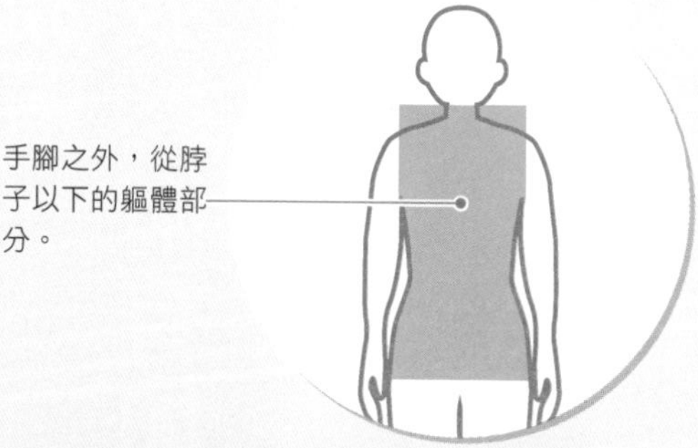
手腳之外，從脖子以下的軀體部分。

所謂的體幹，包括頭部，以及手腳以外的軀體部分。涵蓋肩膀、胸部、背部、腹部、腰部，是掌握維持姿勢的重要關鍵部位。

體幹對肩胛骨會造成什麼樣的影響？

只要體幹穩固，保持正確姿勢就變成輕而易舉的小事，而且肩胛骨也不容易移位。

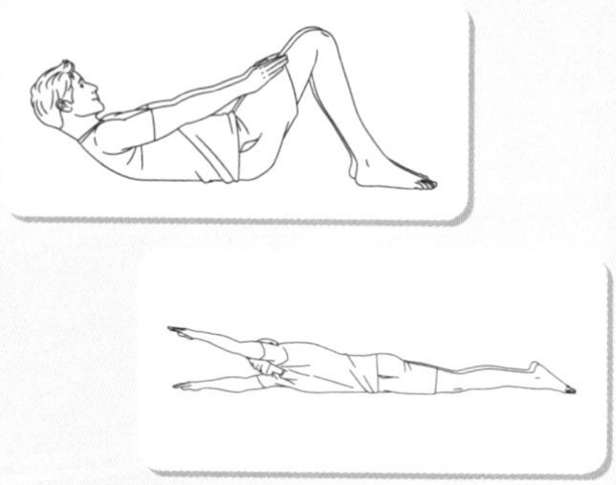

刺激腹部和背部的肌力以鍛鍊體幹，能夠增加為維持正確姿勢所需要的肌肉。

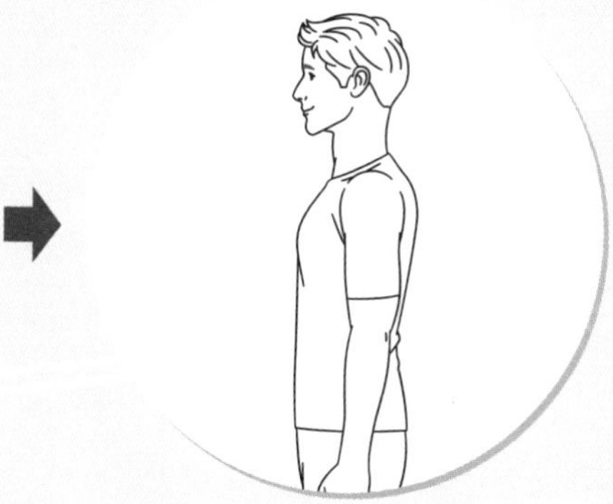

只要保持正確的姿勢，肩胛骨也能保持在適當位置！

骨質密度提高，對肩胛骨放鬆術有加分效果

適當的負荷能強化骨骼

　使肩胛骨能夠活動自如的條件是保持良好姿勢。為了達到確保姿勢不走樣，必備的要件是「充滿韌性的肌肉」與「強健的骨骼」。之前我已經為各位說明刺激肌肉的必要性，但**為了打好形成良好姿勢的基礎，提升骨質密度以強化骨骼也非常重要。**

　骨骼會不斷進行新陳代謝；由破骨細胞破壞舊骨質，再由成骨細胞製造同等數量的新骨質。這個循環稱為「骨代謝」，以年輕人而言，大約需要3年的時間完成。但是，**表示骨骼強度的骨密度，不論男女，都是從30～40幾歲達到高峰，接著就開始走下坡。骨密度降低意味著骨質變得脆弱，容易骨折。**以背骨骨折的情況而言，大多疼痛程度輕微，所以不易察覺。一旦錯過治療的黃金期，背骨就此彎曲，最後變形。結果造成駝背、身體前傾的姿勢，肩胛骨也跟著位移。

　骨骼愈是承受負荷，成骨細胞的功能就會變得愈活絡。運動自不在話下，即使是散步、上下樓梯也能刺激骨質，所以請各位意識到活動身體的重要性，以做好強健骨骼的對策。

骨骼強度對全身會產生重大影響

為了打造強健的肌肉與骨骼，保持良好姿勢是奠定一切的基礎。尤其重要的是，骨骼是支撐身體的基底。為了避免骨質變得脆弱，請從運動與飲食兩方面做好保健工作。

骨代謝會保持骨質的強度

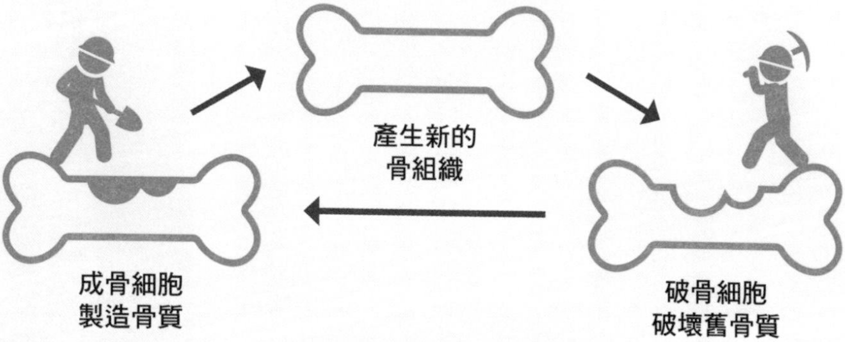
產生新的
骨組織
成骨細胞
製造骨質
破骨細胞
破壞舊骨質

給予骨骼適當的刺激，能促進骨代謝！

年齡增長與骨密度的變化

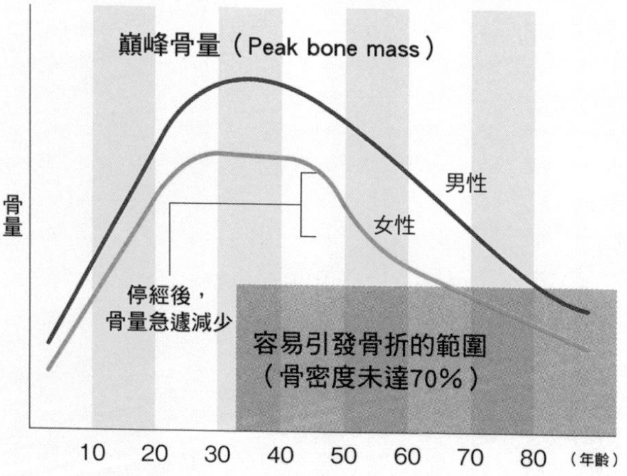
巔峰骨量（Peak bone mass）
骨量
男性
女性
停經後，
骨量急遽減少
容易引發骨折的範圍
（骨密度未達70%）
10
20
30
40
50
60
70
80
（年齡）

不論肌肉或骨質，都會隨著年齡增長而衰退。尤其是女性，骨量（骨質密度）會在停經後急遽減少，骨質一下子變得很脆弱。請透過運動與飲食強化骨骼吧。

出處：部分改編自黑川清、松本俊夫《骨質疏鬆症 正確的知識與預防法》（日本醫學中心）。

肩胛骨的位移會引起缺氧

肩胛骨的位移會引起意想不到的症狀

「只要稍微動一下就累得喘不過氣」「光是爬樓梯下樓梯，就覺得喘得要命」。有上述困擾的人，可能屬於大多時候進行「淺層呼吸」的「隱形缺氧」。

長期養成肩胛骨呈外翻狀態的前傾姿勢，彎曲的背部會壓迫到胸廓。不僅如此，**對與胸廓連動，帶動呼吸的橫膈膜和肋間肌等肌肉也會造成負擔，導致肺部功能降低。**因為無法獲得充足的空氣，氧氣與二氧化碳的交換率下降，因而陷入缺氧狀態，變得喘不過氣。

另外，陷入缺氧狀態的麻煩之處不僅是喘不過氣。**事實上，我們全身消耗的氧氣當中，約有20%供應腦部使用。**因此，若是陷入缺氧狀態，腦部就成了首當其衝的頭號苦主。舉例而言，當腦部陷入缺氧狀態時，如果突然站起來會覺得頭暈目眩。另外，集中力和判斷力下滑、一直想睡覺、頭痛和健忘等，都是腦部缺氧所引發的困擾。

如同上述，肩胛骨的位移與不良姿勢，都是因乍看下毫不相關的缺氧所引起，而且進一步會招致各種身體不適的症狀。

因駝背引起的缺氧會招致各種不適是真的嗎？

肩胛骨外翻的姿勢與駝背，會引起呼吸時的氧氣不足，不僅造成肩頸不適，也會引發頭痛、睡意襲來、集中力和判斷力下降。

駝背的人都是淺層呼吸!?

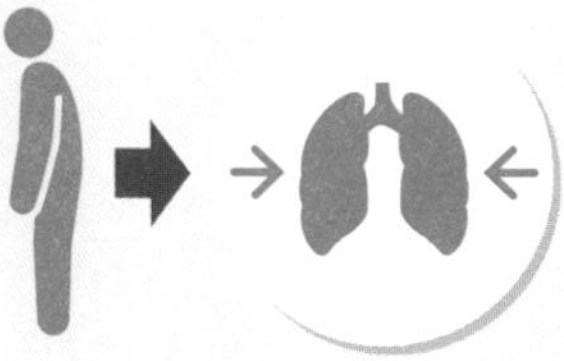

駝背會使肺部受到壓迫

習慣駝背的人，彎曲的背部會使胸廓的功能降低，並壓迫肺部。如此一來，會變得很難深呼吸。氧氣不足除了讓人喘不過氣，也會造成代謝能力減退。

腦部缺氧會造成什麼影響？

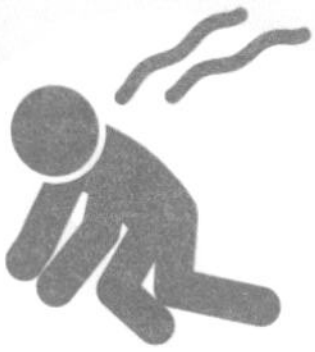

突然站立時
會頭暈目眩

注意力
無法集中

強烈的睡意襲來

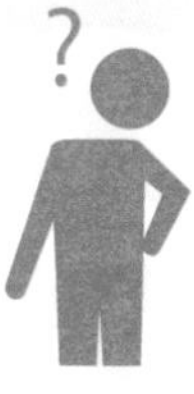

健忘

等

肩胛骨位移的不良姿勢是引發缺氧的原因！

身體的僵硬會破壞身心的平衡

肩膀僵硬是頭痛與暈眩的原因

肩頸僵硬的問題一旦慢性化，不只肩胛骨周圍遭殃，幾乎全身都無法倖免。

肩頸和背部的肌肉如果變得僵硬，血液循環自然跟著下降。與頸部相連的頭部馬上會受到影響，頭痛和偏頭痛發生的頻率都會提高。頸椎周圍如果也因同樣的原因導致血液循環不良，就容易產生暈眩。寒性體質同樣也是因血液循環不佳所引起，但也有些案例相反，是先有寒性體質，才造成僵硬。

有些症狀的發生源自上半身的僵硬，導致自律神經失調所引起。自律神經是控制呼吸、血液循環等機能的系統。在緊張狀態處於優勢的是交感神經，而在放鬆狀態占上風的是副交感神經。所有的器官便是在兩者互相搭配，協調運作下各自發揮功能。但是，因肩頸僵硬造成身體處於緊張狀態時，交感神經就會變得活絡，無法順利切換成副交感神經。結果在自律神經失調的狀況下，原本只能在放鬆狀態下發揮作用的腸胃與消化器官，只能被迫停工，甚至引起便祕或拉肚子。同樣的道理，如果無法確保睡眠的品質，就可能出現失眠和睡眠障礙了。

如同上述，**雖然乍看之下毫無關係，但身體僵硬確實是某些症狀的誘發因素。所以請各位千萬不要小看肩頸的僵硬問題，一定要儘早處理。**

放任變得硬梆梆的肩胛骨不處理，可能會出現下列症狀

肩胛骨周圍的運作失能，會引發血液循環惡化與自律神經紊亂，造成全身的各種症狀發作。「這不過是肩膀僵硬」的想法很要命。

頭痛

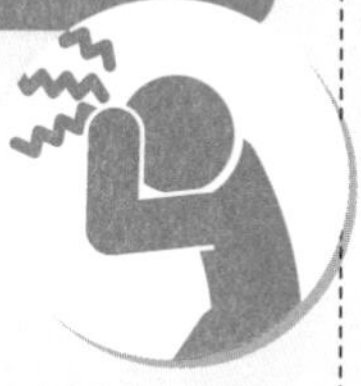

肩胛骨周圍的血液循環不良，會造成血液在頸部滯留，時不時引發頭痛和偏頭痛。但是，如果解除了肩膀僵硬的狀態，頭痛還是不見改善，則有罹患其他疾病的可能。

暈眩

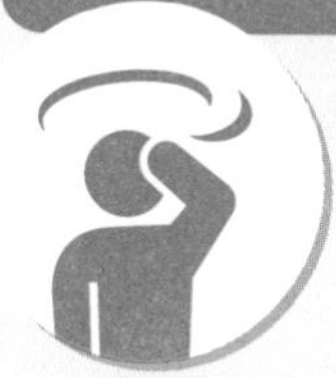

血液在僵硬的肩頸變得窒礙難行，造成頸椎兩側的椎骨動脈發生血液循環障礙。因而有時會出現暈眩。頭痛和暈眩，是慢性化頸椎僵硬所造成的典型症狀之一。

寒性體質

變得硬梆梆的肩胛骨，除了使周圍的肌肉變得僵硬，也會引起血液循環不佳的連鎖反應。具體影響是身體變得怕冷，陷入「受寒→因寒冷造成身體僵硬→肩頸僵硬」的惡性循環。

腰痛

肩胛骨變得硬梆梆的狀態，一旦擴大到背骨和骨盆，就會引起腰痛。雖然肩膀與腰部看似毫無關係，殊不知不良姿勢也會在下半身引發身體不適的風暴。

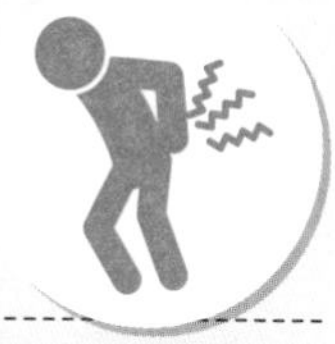

眼睛疲勞

自律神經紊亂與上半身的緊張會引起眼睛疲勞，除了視線模糊和痠痛，有時還會引起頭痛和想吐等症狀。

失眠

若肩頸的緊張持續造成交感神經保持優勢，身體會一直處於亢奮狀態，無法休息，嚴重者甚至出現睡眠障礙或失眠。一旦演變成慢性疲勞，對心理也會造成負面影響。

Column

手臂痛到舉不起來！為什麼會有四十肩、五十肩？

肩頸的各種不適症狀，其中有一項很容易與肩膀僵硬混淆，那就是「肩關節周圍炎」。其實，所謂的肩關節周圍炎，就是一般俗稱的「四十肩、五十肩」。如同字面上的意思，在年齡四十幾歲出現症狀的就是四十肩，在年齡五十幾歲出現症狀的就是五十肩。相較於肩膀僵硬是因肌肉緊繃所引起，而四十肩、五十肩的起因源自肩關節周圍的組織發炎。兩者的致病機制完全不同，不可混為一談。

有四十肩、五十肩的症狀包括只要將手臂抬高，或是欲轉到身後，肩膀就產生劇痛，連一些簡單的日常生活動作，例如把手臂穿進袖子、洗頭髮、晾衣服等，執行起來都有困難。目前尚不知特定的原因為何，但合理推測的原因包括年齡增長造成的肩膀關節與肌肉變形、血液循環的惡化與運動不足，以及因姿勢不良造成肩頸的負擔增加。

一般個案經過幾個月治療便能痊癒，但也有治療期間長達數年的病例。希望減輕症狀或加速痊癒的朋友，不妨參考本書的「四十肩、五十肩的運動」（參照P.68～71）。不過，請各位不要過度勉強，請在不會不舒服的前提下進行。因為如果忍痛或過度進行，只會造成反效果，請務必多加注意。

第 2 章

鬆開緊繃的肩胛骨

5項神運動

藉由活動與開闔肩胛骨，能夠徹底消除原本硬梆梆的狀態。肩胛骨周圍的肌肉，受惠於血液循環的改善，也恢復原有的韌性與柔軟。

快試試能迅速改善肩膀僵硬的肩胛骨放鬆術！

達到消除肩膀僵硬、促進健康、美容三大效果

截至目前為止，本書已經一提再提「肩胛骨放鬆術」很多次，事實上，肩胛骨放鬆術原本是為了矯正駝背的一種理學療法的手技。具體作法是把手指伸入外翻而變硬的肩胛骨與肋骨之間，用俐落的手法把肩胛骨「剝開」。原本只有骨科和復健科等醫療專業人員能夠執行，但**接下來我要為各位介紹的運動，不但可望得到同樣的效果，而且最大的特徵是能夠在家裡輕鬆進行。**只要拉伸肩胛骨一帶，鬆開原本僵硬的肌肉，就能擴寬肩胛骨的可動區域。大家可依照自己的方便，選擇在自己喜歡的時間與地點進行，不論家裡或辦公室都可以，而且也不需準備特殊的器材。1天只要花5分鐘，就能得到明顯的效果。

提高運動效果的重點只有一個，就是盡可能持之以恆。只要持續一段時間，各位一定能確實感受到身體的變化。另一點要注意的是，為了避免拉傷肌肉，請務必在身體溫熱的狀態下進行。只要掌握這幾個重點，身體力行，我相信**除了改善肩頸僵硬的情形，也能促進全身的血液循環與代謝，加強老舊廢物的排出。甚至進而促進脂肪燃燒，達到美容的效果。**

提高肩胛骨放鬆術效果的4個重點

為了提高運動的效果，請各位務必注意以下幾點。請在合理範圍內進行，才能得到最好的效果。

POINT 1

在運動進行時意識到肩胛骨的存在

不能只有活動肩膀和手臂，運動時也要強烈想像著肩胛骨在動。

POINT 2

記得在運動前後補充水分

為了補充運動時流失的水分，記得在運動前後都要補給水分。

POINT 3

在運動進行時不要停止吸氣

在運動時中停止吸氣，有使血壓上升之虞，請保持自然的呼吸。

POINT 4

每天循序漸進，持之以恆

每天持之以恆地進行是最重要的關鍵。即使一開始看不到成效，但只要努力一段時間，終究會察覺身體的變化。

不可忽略的POINT

各位在進行運動時，請務必注意以下2點。第一，請務必在身體溫熱的狀態下進行，因為發冷的身體容易造成肌肉拉傷，以及血壓急速上升；另外，當肌肉痠痛或身體仍有某處疼痛時，請暫停運動，請在疼痛消除後再逐漸恢復運動。

自己的肩胛骨自己鬆！

請試試以下5大神運動

以下為各位介紹5個簡單的運動，每天只要5分鐘，
就能以自助的方式放鬆肩胛骨，完全不求人。
按照❶～❺的順序進行效果最好，
但各位也可以利用空檔，挑選自己方便的項目進行。
最後還是要提醒大家一點，最重要的是每天持之以恆。

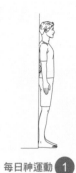

每日神運動 1

靠牆站立

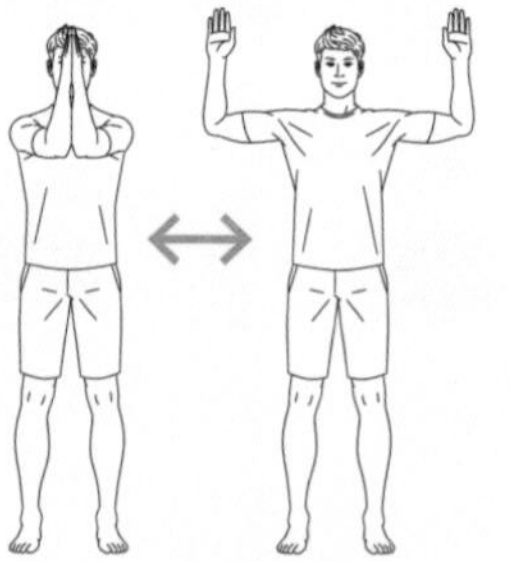

每日神運動 2

拍手姿勢

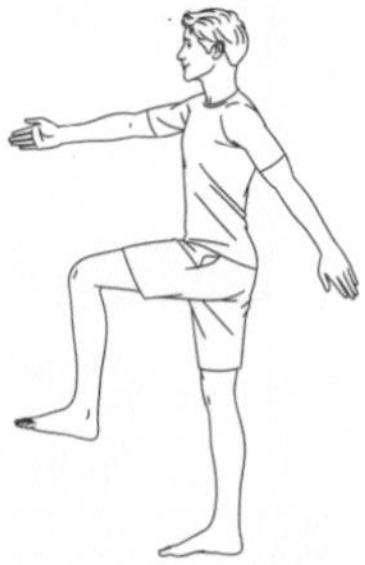

每日神運動 3

擺動手臂+踏步

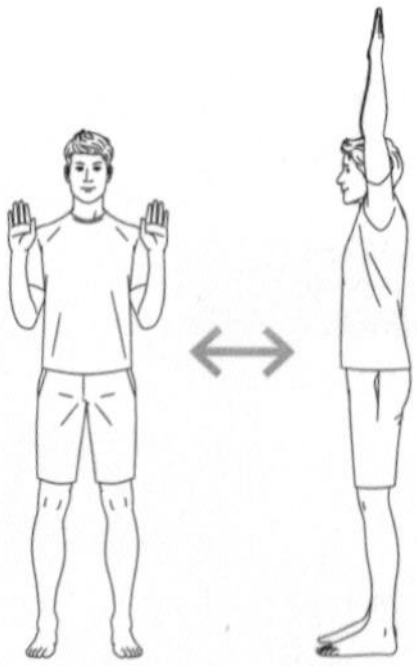

每日神運動 4

萬歲姿勢

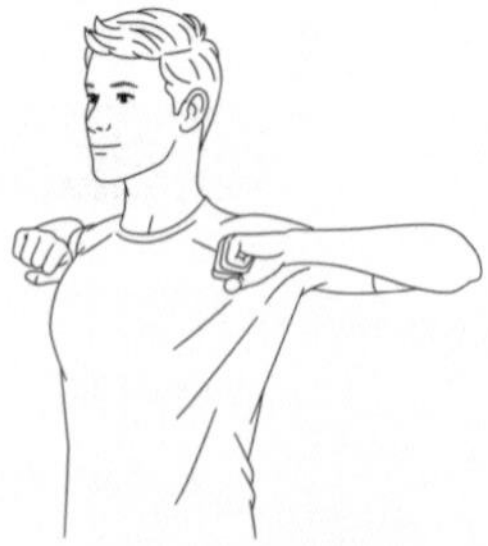

每日神運動 5

轉動肩膀

每日神運動 1

放鬆肩胛骨的第一步
靠牆站立

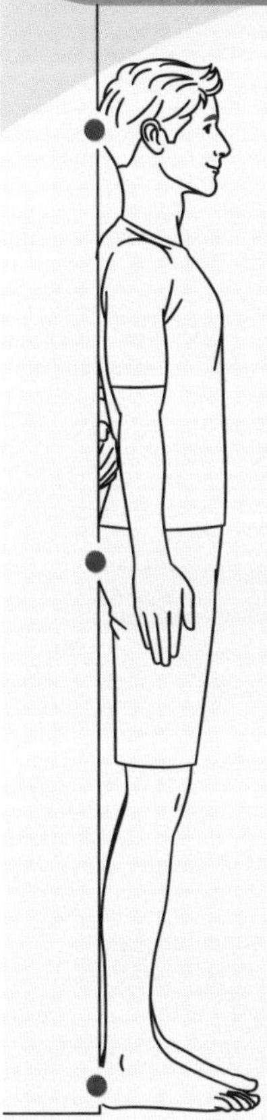

首先，必須讓身體牢牢記住正確的姿勢。只要養成這個姿勢，自然能夠保持理想的站姿。

1 挺胸，把腳跟、臀部、整個肩胛骨、後頭部緊貼著壁面。

2 緊縮肚臍下方（丹田），腹部出力。把腰部與牆壁之間的空隙調整成可容納一個手掌的空間。

3 盡最大力氣緊縮肚臍下方與肛門。接著慢慢放鬆至保留約30%的力道，以這個姿勢維持10秒鐘。

1天1次

鍛鍊的部位

肩胛骨

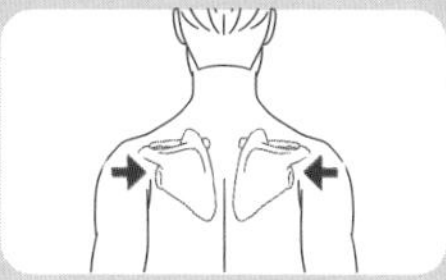

內收

肌肉

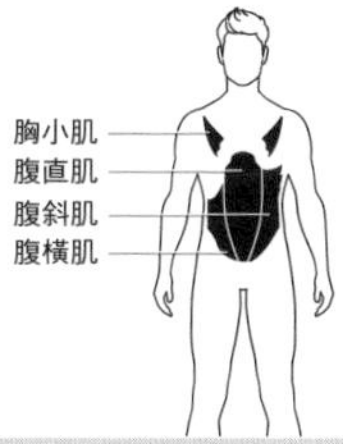
胸小肌
腹直肌
腹斜肌
腹橫肌

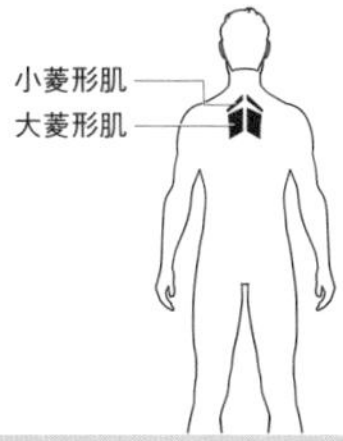
小菱形肌
大菱形肌

如果出現反弓腰……

如右圖所示，如果腰部過於前凸，對肩胛骨會產生不良影響。請想著儘量把腰部貼近牆壁，並緊縮丹田。只要持續一段時間，姿勢就會逐漸回正。

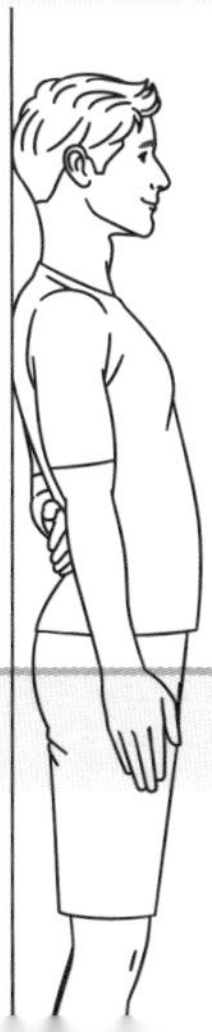

打開肩胛骨
拍手運動

反覆內收與外展肩胛骨，可以刺激肩胛骨周圍的肌肉，促進血液循環。拍手「啪嚓」一拍的目的是強化骨骼。

1 雙臂張開舉至手肘與肩膀同高，豎起手肘，挺胸。

張開雙臂時，掌心向前，手肘彎曲90度，與肩同高。

1天1組

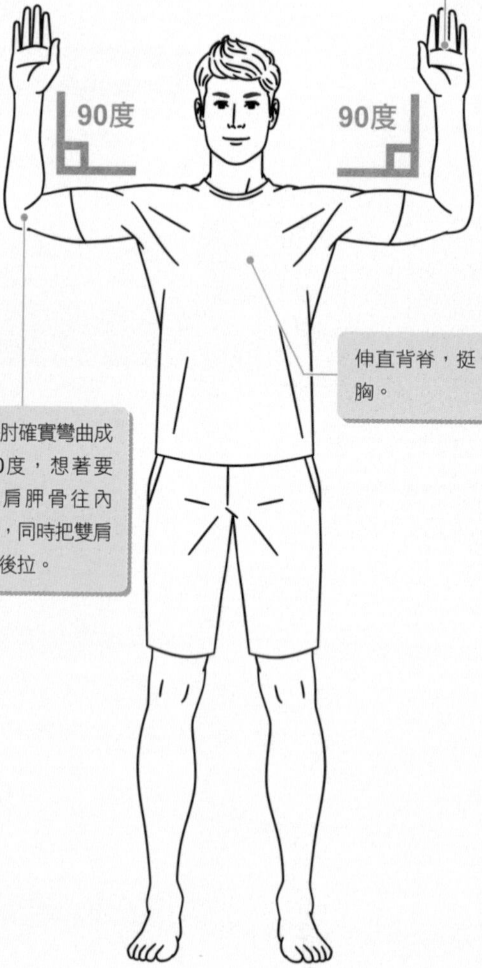

90度
90度

伸直背脊，挺胸。

雙肘確實彎曲成90度，想著要把肩胛骨往內收，同時把雙肩往後拉。

鍛鍊部位

肩胛骨

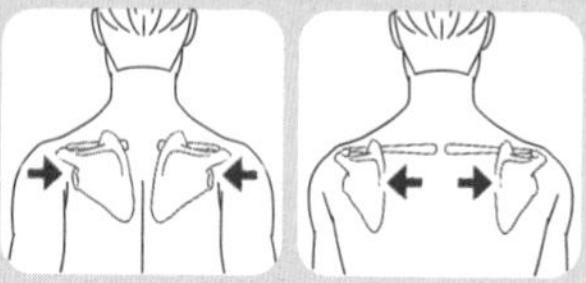

內收　外展

肌肉

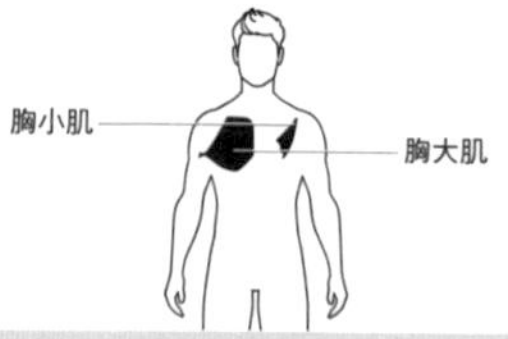

胸小肌
胸大肌

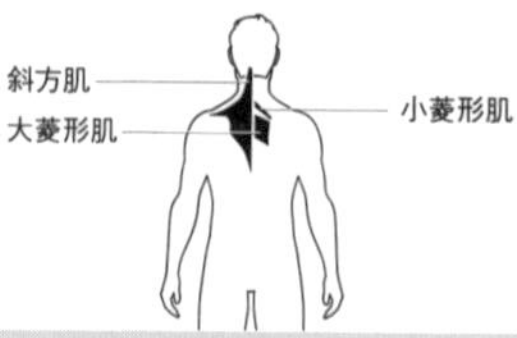

斜方肌
大菱形肌
小菱形肌

每日神運動 2

2 收起雙臂，在面前併攏。雙手合十時，力道要強到發出「啪嚓」一聲。雙肘維持在肩膀的高度，再張開雙臂，挺胸。保持固定的節奏重複10次。

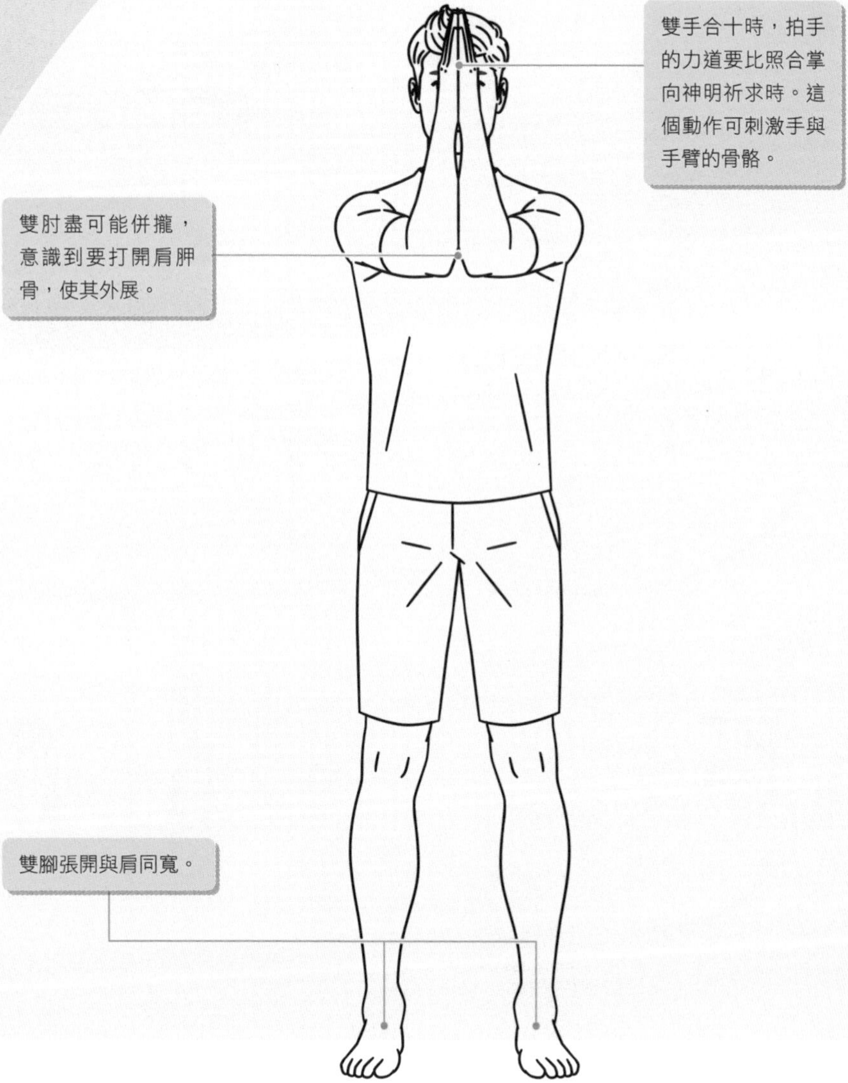
雙手合十時，拍手的力道要比照合掌向神明祈求時。這個動作可刺激手與手臂的骨骼。
雙肘盡可能併攏，意識到要打開肩胛骨，使其外展。
雙腳張開與肩同寬。

活動肩胛骨

擺動手臂＋踏步

意識著讓肩胛骨完成內收、外展、上下旋轉等動作，同時大力揮動手臂。請配合腳部的動作以促進全身的血液循環。

1 手肘伸直，一隻手臂往前，另一隻手臂往後大力擺動。抬起與往前擺的手不同邊的腳。

1天1組

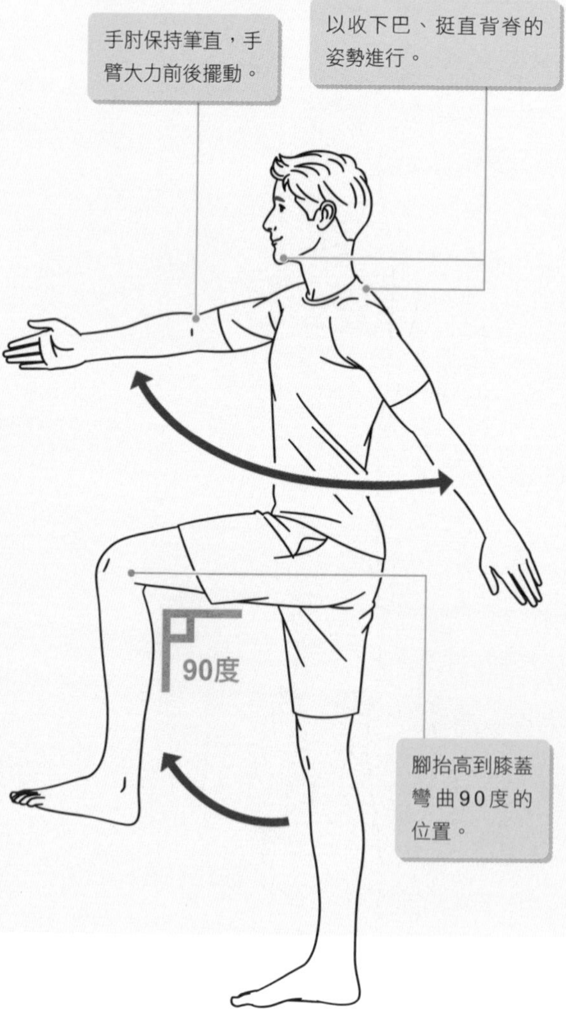

手肘保持筆直，手臂大力前後擺動。
以收下巴、挺直背脊的姿勢進行。
90度
腳抬高到膝蓋彎曲90度的位置。

鍛鍊的部位

肩胛骨

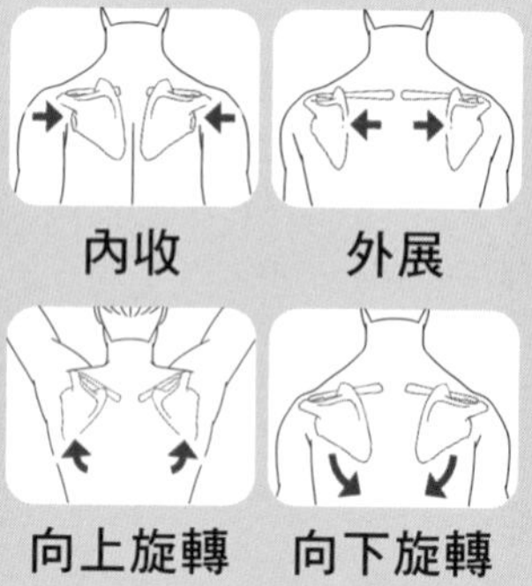

內收
外展
向上旋轉
向下旋轉

肌肉

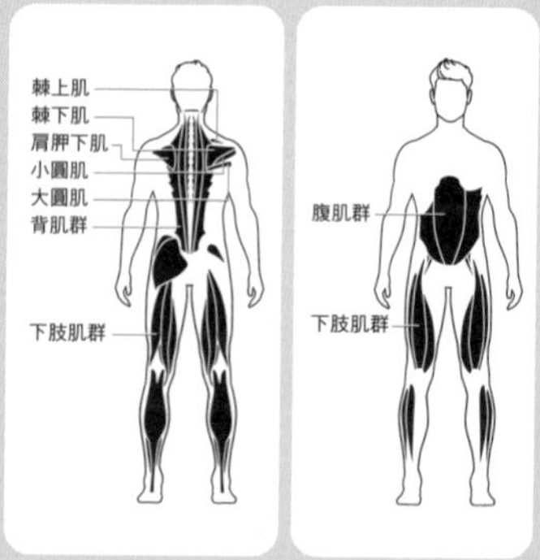

棘上肌
棘下肌
肩胛下肌
小圓肌
大圓肌
背肌群
下肢肌群
腹肌群
下肢肌群

每日神運動 3

2

把往前擺動的手臂往後甩，再往前擺。腳配合手臂的動作踏步。1和2的動作連續做10次。

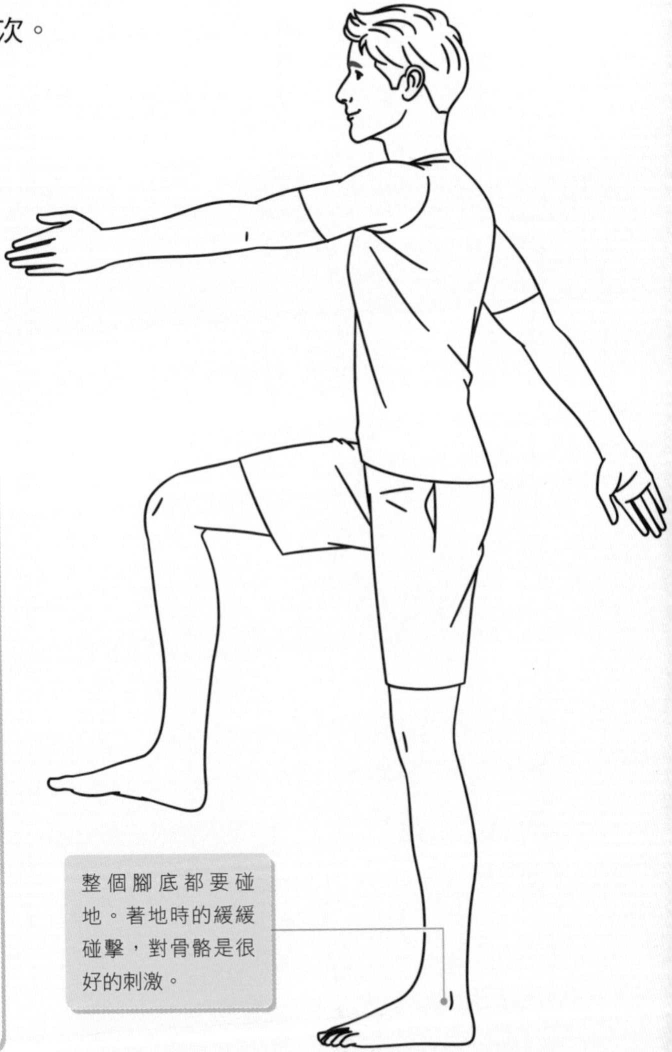

整個腳底都要碰地。著地時的緩緩碰擊，對骨骼是很好的刺激。

錯誤示範

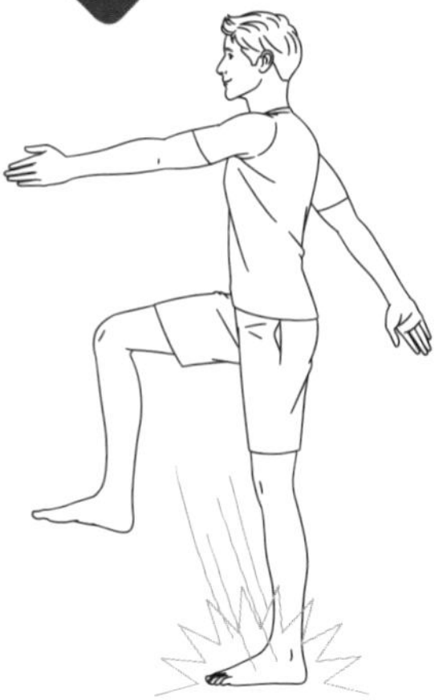

不要大力踏地

腳用力踩踏，發出「砰砰砰」的聲音落地，對腳跟會造成過大的衝擊，請特別注意。

抬起肩胛骨

萬歲姿勢

舉起手臂，在耳朵旁邊盡可能快速上下移動，可讓肩胛骨上下旋轉。重點在於全程要保持背脊挺直的姿勢。

1 伸直背脊，雙腳張開與肩同寬，並將雙手舉至肩膀的高度。

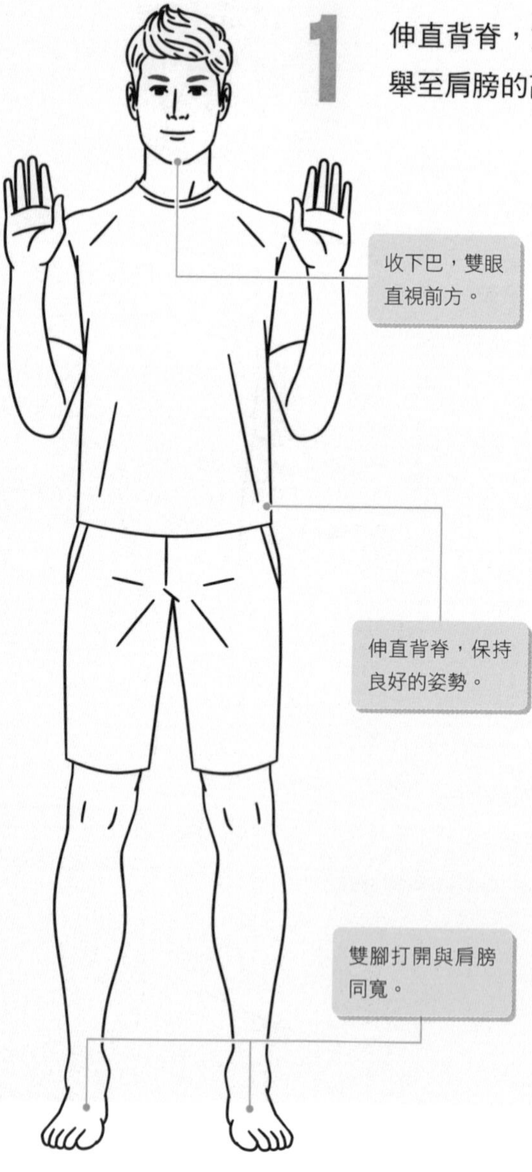
收下巴，雙眼直視前方。
伸直背脊，保持良好的姿勢。
雙腳打開與肩膀同寬。

1天1組

鍛鍊的部位

肩胛骨

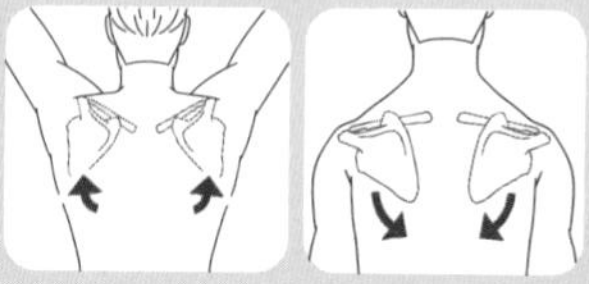

向上旋轉　向下旋轉

肌肉

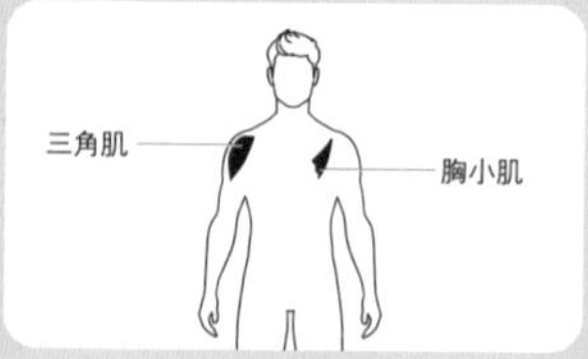
三角肌
胸小肌

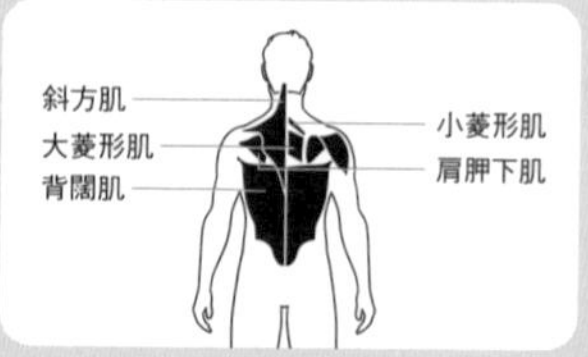
斜方肌
大菱形肌
背闊肌
小菱形肌
肩胛下肌

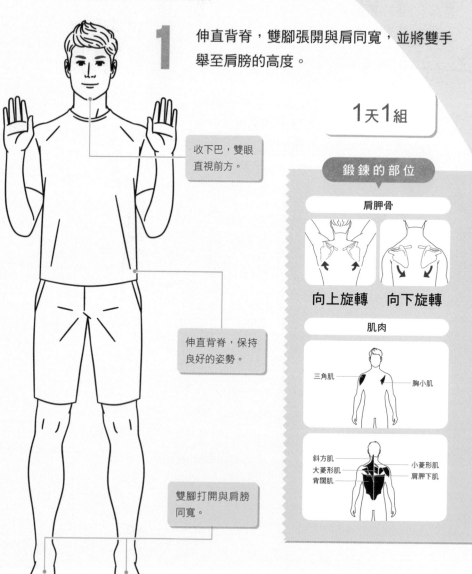

每日神運動 4

手臂盡可能擦過耳朵旁邊擺出萬歲姿勢。
背部不可過度往前挺，建議在習慣之前對著鏡子進行。

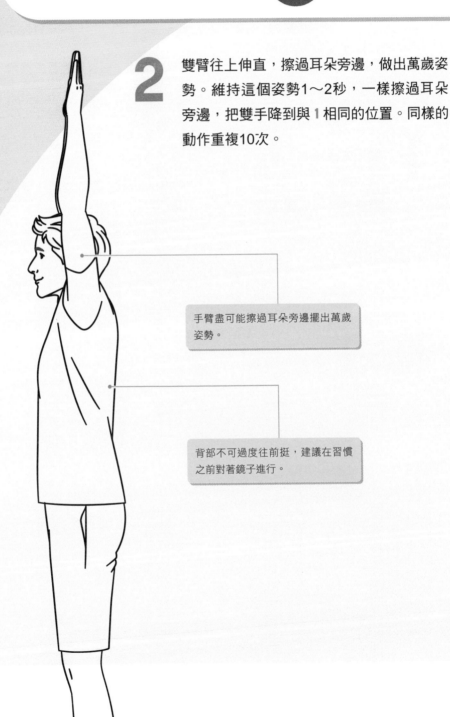

2 雙臂往上伸直，擦過耳朵旁邊，做出萬歲姿勢。維持這個姿勢1～2秒，一樣擦過耳朵旁邊，把雙手降到與 1 相同的位置。同樣的動作重複10次。

拓寬肩膀的可動區域

轉動肩膀

藉由轉動肩膀放鬆肩膀周圍和胸部等部位的肌肉，除了保有肩胛骨的柔軟度，也可以擴大可動區域的範圍。

1天1組

1 雙手輕輕握拳，雙手往旁邊張開，抬至與肩膀同高的位置。

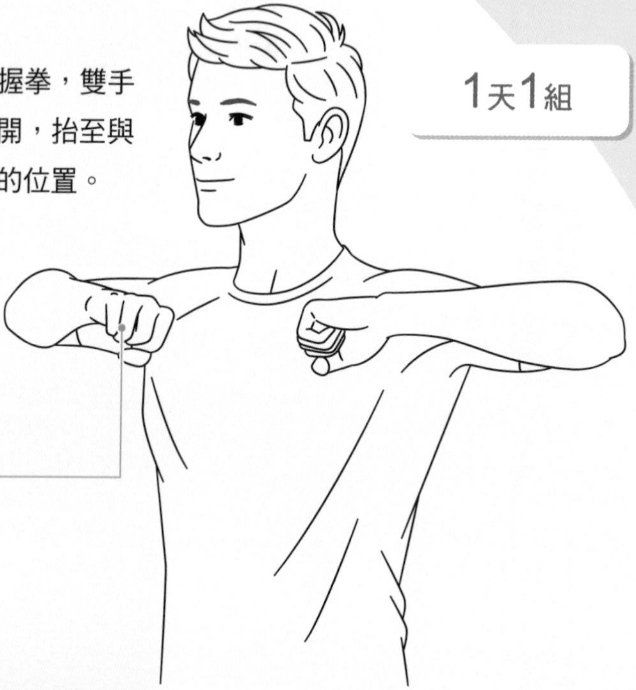

雙手輕輕握拳，放在鎖骨前。

鍛鍊的部位

肩胛骨

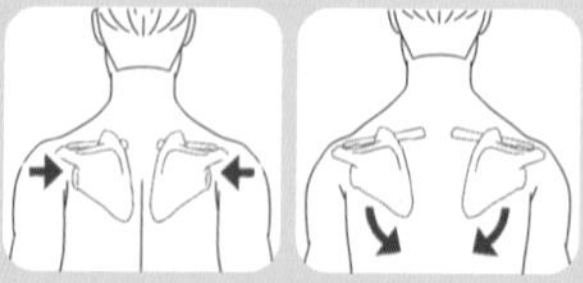

內收　向下旋轉

肌肉

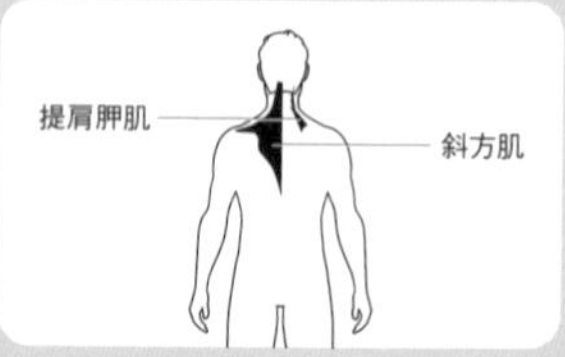

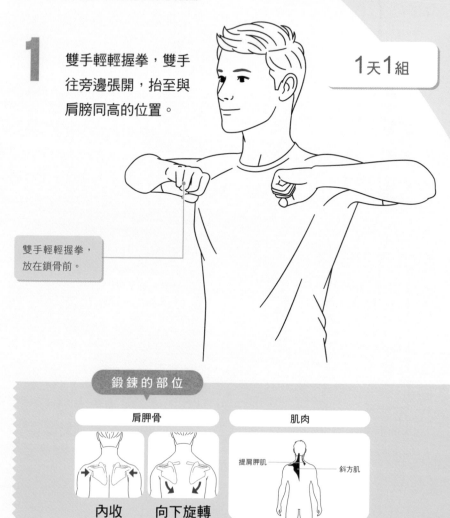

每日神運動 5

2

雙肘慢慢往後拉，使
肩胛骨往內側集中。

想像著左右兩邊的肩胛骨往內側靠近的樣子，將手肘向後拉。

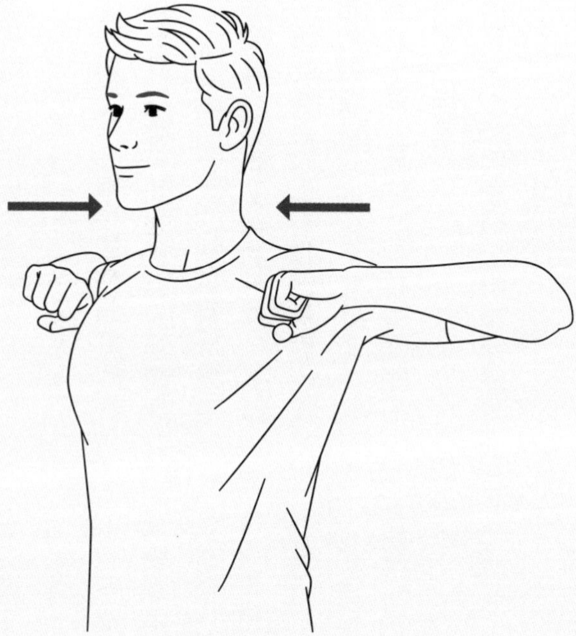

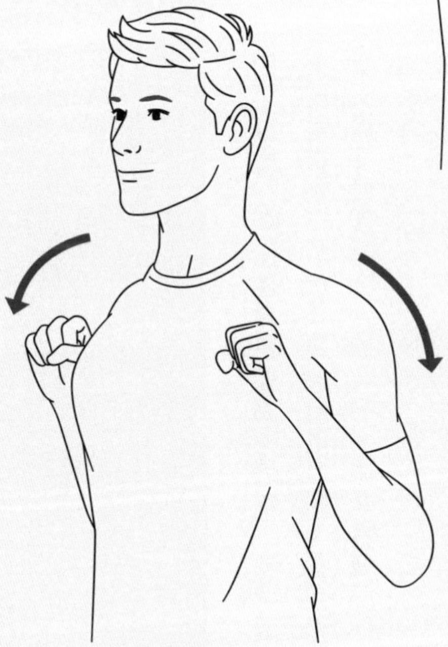

3

用手肘畫出半圓，
再慢慢放下。
1～3的動作重複10次。

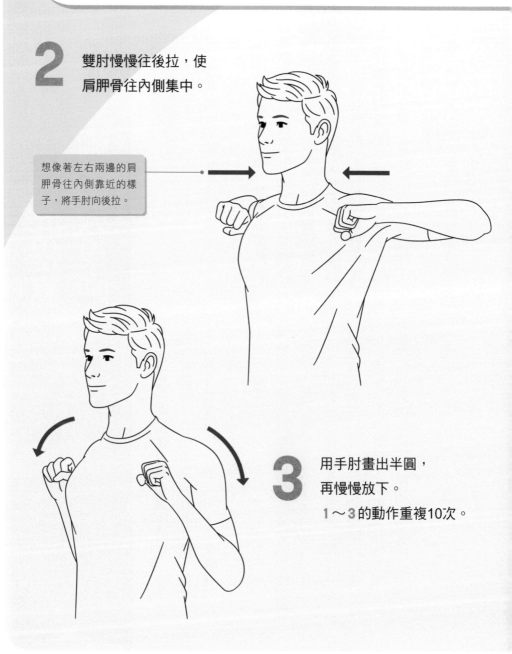

請強化體幹，藉此提高肩胛骨放鬆術的效果吧！

也有緊實身體與減重的效果喔

前述已為各位介紹能放鬆肩胛骨的「5大神運動」，但如果再做一件事，效果會更好，那就是鍛鍊體幹。**強化體幹的好處很多，包括維持良好姿勢、加強肌力、提高身體的穩定性。而且也可以預防因肩胛骨偏移，導致前傾姿勢等不良姿勢的形成。更值得稱道的是，強化體幹也能發揮讓肩胛骨放鬆術效果持續的效果。**只要保持良好姿勢，就能矯正身體的歪斜，可望改善肩膀僵硬、腰痛、頭痛等惱人症狀。

另外，如P.34～35的說明，鍛鍊體幹有助讓身體的動作變得更加協調順暢，同時提高代謝機能，打造不易發胖的身體。甚至也有刺激身體深層肌肉的效果，使身體變得更加緊實。

不僅如此，與骨盆相連的腹部肌肉，能夠透過鍛鍊體幹得到強化，據說可活絡內臟的功能，並改善便祕等腸道不適。

本書列舉的鍛鍊體幹運動，幾乎一網打盡全身的肌肉，包括肩胛骨周圍的肌肉、背部和腹部、下半身等。肌肉受到刺激後，需要幾天修復，所以請間隔2～3天進行。

利用肩胛骨放鬆術+鍛鍊體幹運動，改造自己的身體！

只要透過肩胛骨放鬆術+鍛鍊體幹運動，養成正確的姿勢，就能夠把身體改造成與病痛無緣的「肩胛骨回正」之身。

請鍛鍊體幹以提高肩胛骨放鬆術的效果吧！

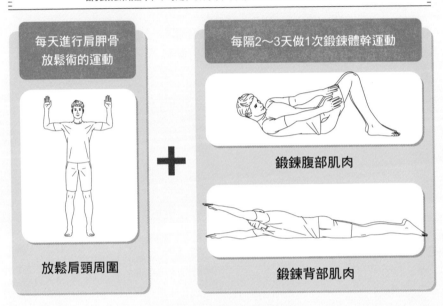

每天進行肩胛骨放鬆術的運動

放鬆肩頸周圍

＋

每隔2～3天做1次鍛鍊體幹運動

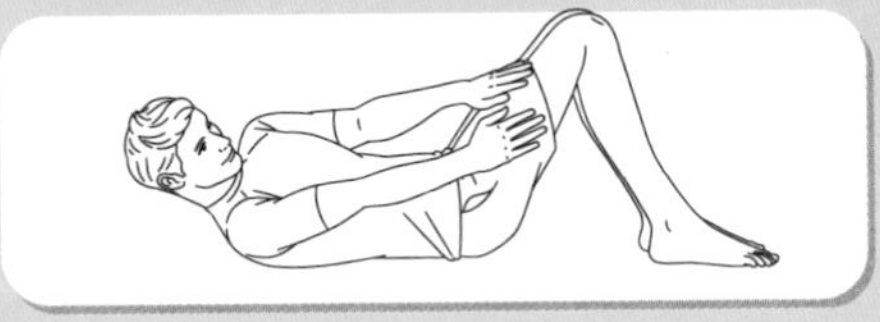

鍛鍊腹部肌肉

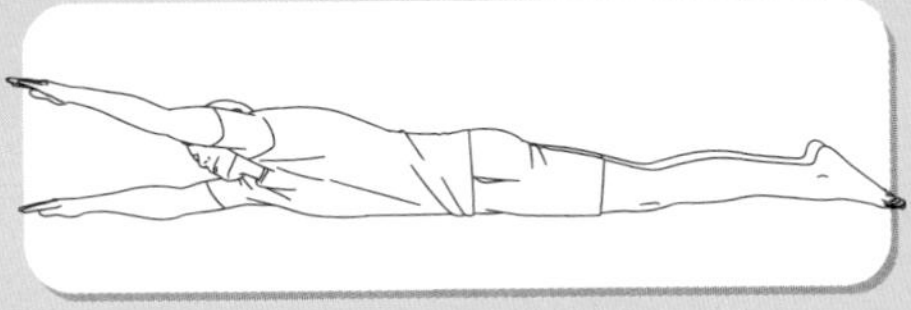

鍛鍊背部肌肉

體幹運動帶來的3大效果

改善肩頸僵硬

身體變得柔軟有韌性，肩胛骨周圍的血液循環和柔軟度也改善了。

有助良好姿勢的維持

支撐體幹的腹肌群、背肌群得到刺激，身體的穩定性也提高了。

提升基礎代謝

運動可增加肌肉量，也會提升基礎代謝，有助打造不容易發胖的身體。

只要鍛鍊體幹，維持正確姿勢就不再是難事；肩胛骨能夠發揮正常功能，身體也變得更加輕盈！

鍛鍊體幹運動

位介紹「5大神運動」以外也相當值得推薦的運動。

鍛鍊腹部肌肉

藉由扭轉的動作，可以讓由複數肌肉所組成的腹肌群受到完整的刺激。上半身只要做到肩胛骨不碰到地板的程度就OK。

2~3天1次
1組

1 仰躺在地板上，豎起雙膝。
吸氣的同時，擺出萬歲的姿勢。

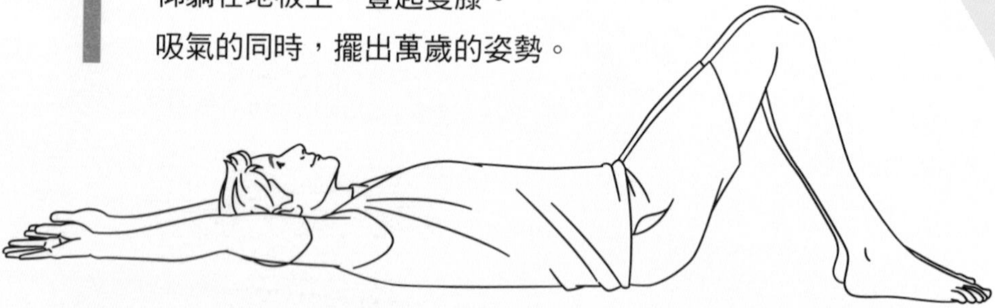

2 吐氣的同時，花3秒鐘抬起頭，把雙手放在大腿，再慢慢地恢復成姿勢1。

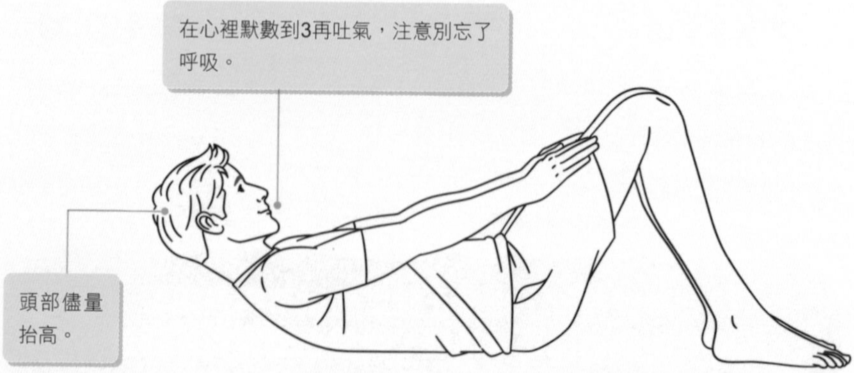
在心裡默數到3再吐氣，注意別忘了呼吸。
頭部儘量抬高。

把肩胛骨固定在正確的位置

為了讓肩胛骨不脫離正確位置，鍛鍊體幹很重要。以下為各

3 吐氣的同時，花3秒鐘的時間抬起頭，把雙手放在右邊的大腿，再慢慢地恢復成姿勢1。

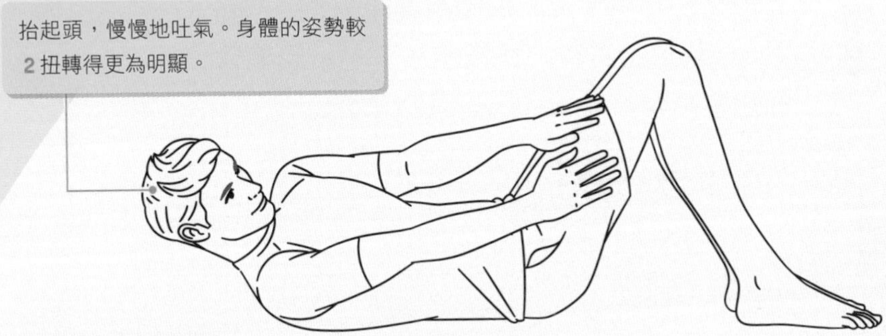
抬起頭，慢慢地吐氣。身體的姿勢較2扭轉得更為明顯。

4 吐氣的同時，花3秒鐘的時間抬起頭，把雙手放在左邊的大腿，再慢慢地恢復成姿勢1。

2～4重複做10次。

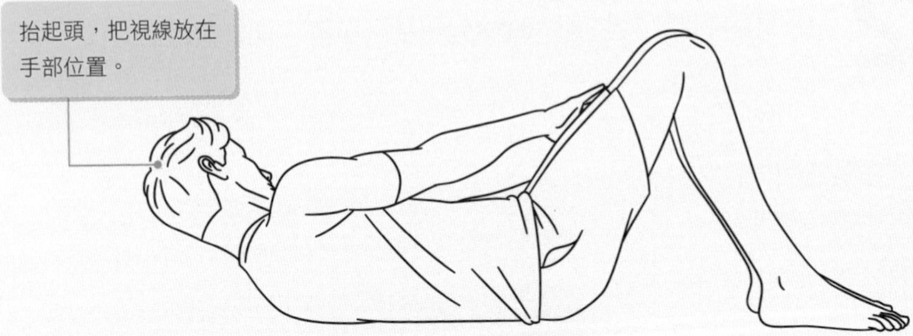
抬起頭，把視線放在手部位置。

POINT

把手的位置從「大腿」轉換到「膝蓋」，可提高運動強度，建議想進階挑戰的朋友試試看。

鍛鍊背部的肌肉

這是以鍛鍊脊柱起立肌等背肌群為目標的運動。重點是不需把手臂和腳抬高，而是儘量伸長。

2~3天1次
1組

1

把肚子貼在地板上，擺出萬歲的姿勢放輕鬆。吐氣的同時，花3秒鐘抬起右臂，再慢慢放下。抬起手臂時也抬起臉，把視線投向右手。

在心裡默數到3再吐氣。

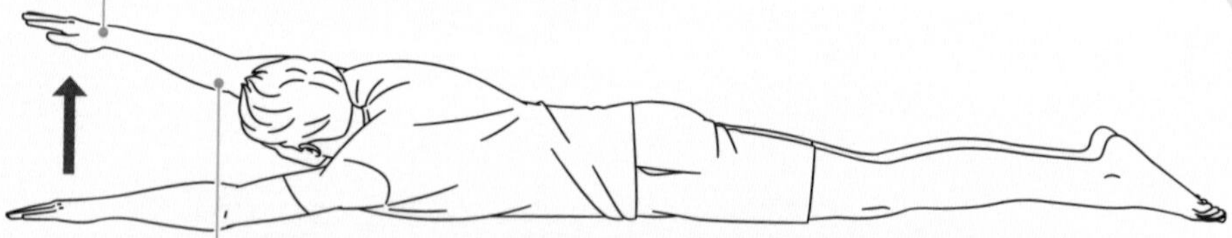

與其儘量抬高手肘，伸直、伸長一點更重要。

2

吐氣的同時，花3秒鐘的時間抬起左腳，再慢慢放下。

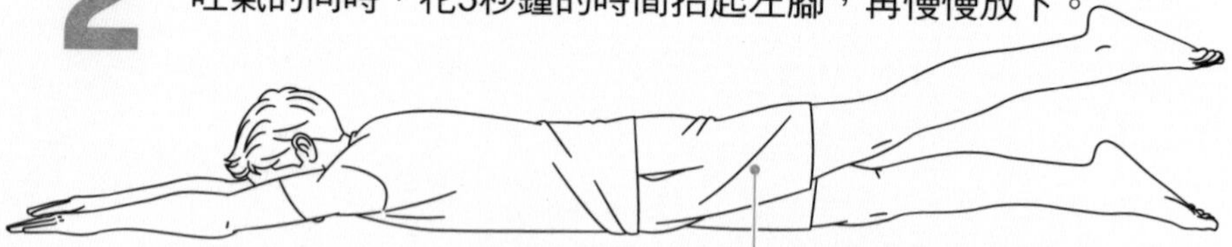

膝蓋保持伸直的狀態，從大腿將腿抬起。抬得太高腰會痛，請特別注意。

POINT

做得熟練以後，若想提高運動強度，可同時進行1、2。

3 吐氣的同時，花3秒鐘的時間抬起左臂，再慢慢放下。抬起手臂時也抬起臉，把視線投向左手。

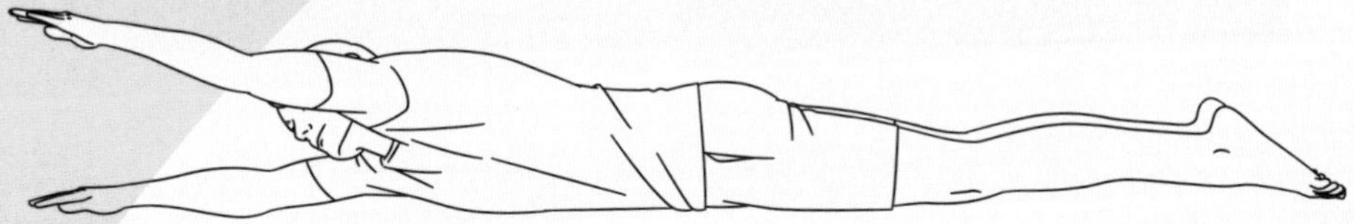

4 吐氣的同時，花3秒鐘的時間抬起右腳，再慢慢放下。1～4的動作重複做10次。

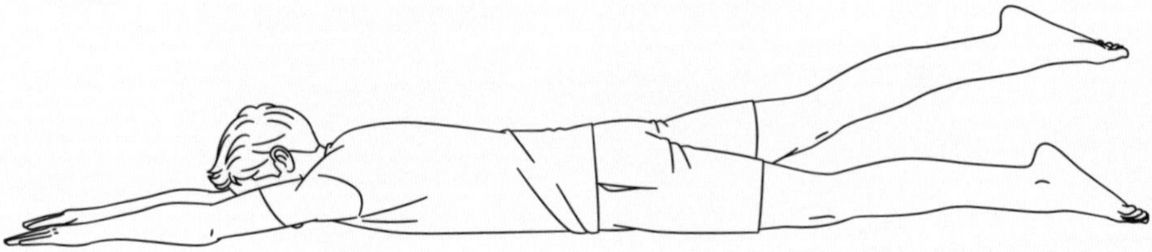

POINT

做得熟練以後，若想提高運動強度，可同時進行3、4。

Column

肩胛骨放鬆術可以讓「視覺年齡」比實際年齡少10歲是真的嗎！？

我在第2章為各位介紹了專為消除肩頸不適的「5大神運動」。只要持之以恆，養成正確姿勢，我相信不但能改善疼痛、倦怠等各種不適，對美容方面也能發揮助益。

養成背脊伸直的良好姿勢，能夠拉伸被擠壓的胸部肌肉，有益胸圍的成長。另外的收穫是，腹部也得到鍛鍊，所以腰圍小一圈的人也不在少數吧。

不僅如此，透過這些運動，可鍛鍊背部和臀部的肌肉，雕塑出更為緊實的身體曲線。此外，血液和淋巴的循環都獲得改善，所以代謝機能提升，老舊廢物變得容易排出，自然身體也不容易發胖了。更棒的是，我們也可以擺脫下半身的冰冷和水腫了。

隨著全身肌肉變得緊實，我相信各位的站姿一定變得更挺拔，外表也顯得比實際年齡年輕。即使不上健身房或整復館，只要勤於實踐這些在家裡就能進行的運動，身體從裡到外都會變得煥然一新。

第3章

靠肩胛骨放鬆術+依症狀分類的運動，讓身體甩掉更多負擔

上半身的不適有可能產生連鎖反應，波及腰部和膝蓋。請利用依症狀分類的運動進行改善吧。從下頁開始，為各位介紹只要利用空檔就能進行的運動。

擺脫僵硬、疼痛、麻痺 依症狀分類的最佳運動

運動可緩解的常見症狀

本章說明的是依症狀分類的運動，讓各位依照在各個部位引起的僵硬、疼痛、麻痺等症狀按圖索驥。簡單而言，請先參照左頁的表格，如果找到符合自身狀況的症狀，請實踐對應的頁數所介紹的運動，並同時搭配第2章的「5大神運動」。

鍛鍊肩膀與背部、矯正圓肩等運動，目的是以更仔細、更到位的手法放鬆肩胛骨周圍。搭配肩胛骨放鬆術相輔相成，可以更有效舒緩肩頸的不適，從苦痛中解脫。

腰部和膝蓋是狀況好發的部位。從脖子到腰部和骨盆，都與背骨（脊椎）相連，所以只要頸部出狀況，就很容易產生連鎖反應，以「頸部↓肩膀↓腰部↓膝蓋」的順序產生疼痛。為了未雨綢繆，**當腰部和膝蓋出現不適時，最好連肩膀的運動也一併納入，應該對下半身很有幫助。**

麻痺大多是因神經受到壓迫所引起，所以放鬆神經周圍的肌肉，促進血液循環，應該也有改善的可能。

除了依照症狀，本書也會依照狀況分別介紹合適的運動，請各位一併實踐。

改善各種惱人症狀的運動

從下一頁開始，我將介紹針對不同的症狀所量身打造的運動。請各位依照自身的症狀，選擇合適的運動。

前往P.66	肩膀、背部僵硬	坐在椅子上轉動充分拉伸肩膀周圍與胸部的肌肉，解除僵硬狀態。
前往P.68	圓肩、駝背、四十肩、五十肩	從表層刺激深層的肌肉。放鬆變得僵硬的胸部與肩部肌肉。
前往P.72	彎腰會痛	這類的疼痛若是因肌肉所引起，解方是拉伸背部和腰部。
前往P.76	腰部往前挺會痛	慢慢地彎腰使肌肉得到伸展，可以減緩疼痛。
前往P.78	膝蓋疼痛	利用深蹲放鬆大腿的肌肉，緩和膝蓋周圍的緊繃狀態。
前往P.80	手臂、手的疼痛與麻痺	放鬆肩頸肌肉，讓神經不再受到壓迫，就能有效改善麻痺。

有效改善肩膀、背部僵硬的運動

利用椅背拉伸背部，放鬆肩頸、背部周圍的肌肉。以下的運動不只對消除肩膀與背部肌肉的僵硬有效，對改善圓肩、駝背、四十肩、五十肩也能發揮很好的效果，請各位想到就做，重新打造不知僵硬為何物的身體。

1天1組

1 把椅子坐滿，雙手放在頸部尾端，交叉。靠在椅背上，背部慢慢往後仰，維持10秒鐘。

POINT

背部往後仰時，請在腦中想像著背骨一塊塊被拉開的情景。

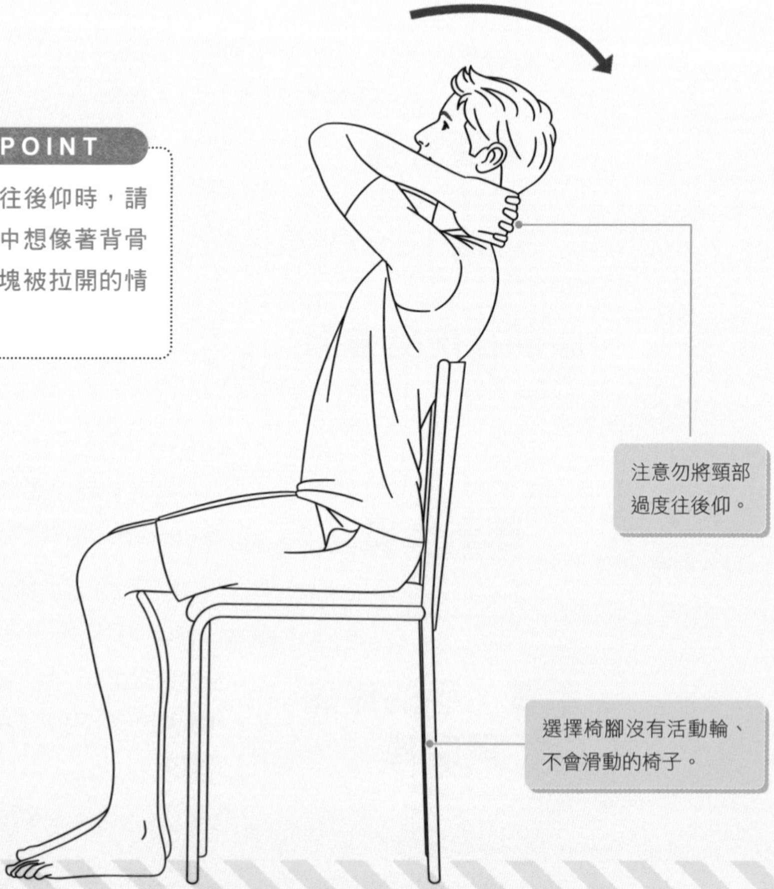

注意勿將頸部過度往後仰。
選擇椅腳沒有活動輪、不會滑動的椅子。

2

比 1 的姿勢稍微往前坐，和 1 一樣，維持伸展整個背部的姿勢10秒鐘。接著把坐的位置再稍微往前移，重覆與剛才相同的動作。

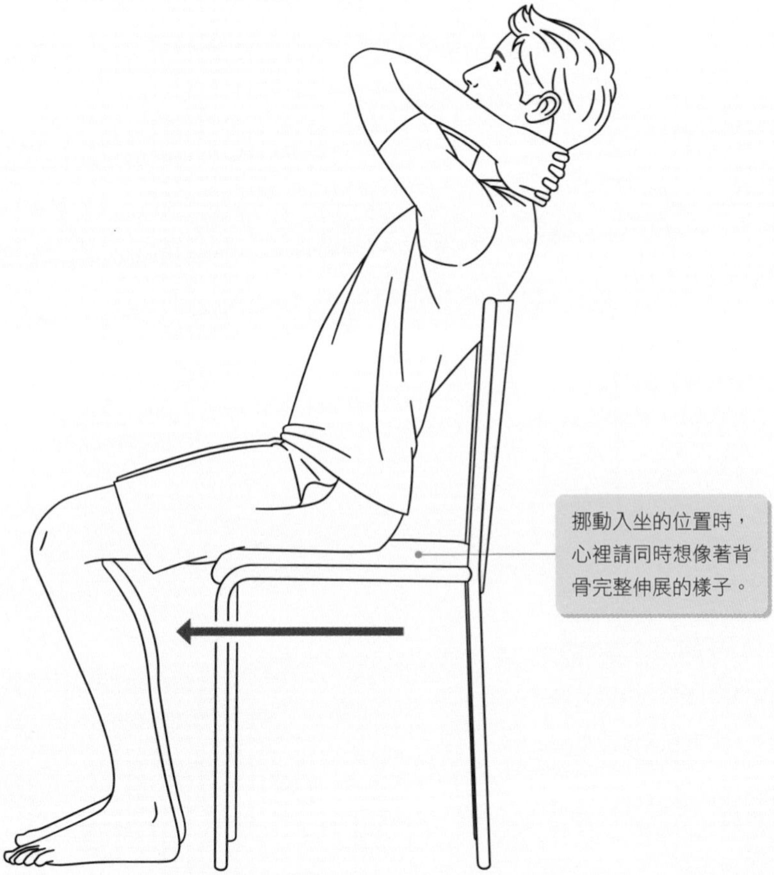
挪動入坐的位置時，心裡請同時想像著背骨完整伸展的樣子。

有效改善圓肩、駝背、四十肩、五十肩的運動❶

以下為各位介紹的運動，除了能夠矯正圓肩、駝背這兩大姿勢不良的元凶，也能有效解決四十肩、五十肩等肩膀與背部周圍的不適。

1天1組

1

張開腳和手臂，幅度略大於肩寬，再把雙手放在桌緣。背部和腰部保持筆直，形成趴下的姿勢。上半身往下降，伸展雙臂與腰部10秒鐘。

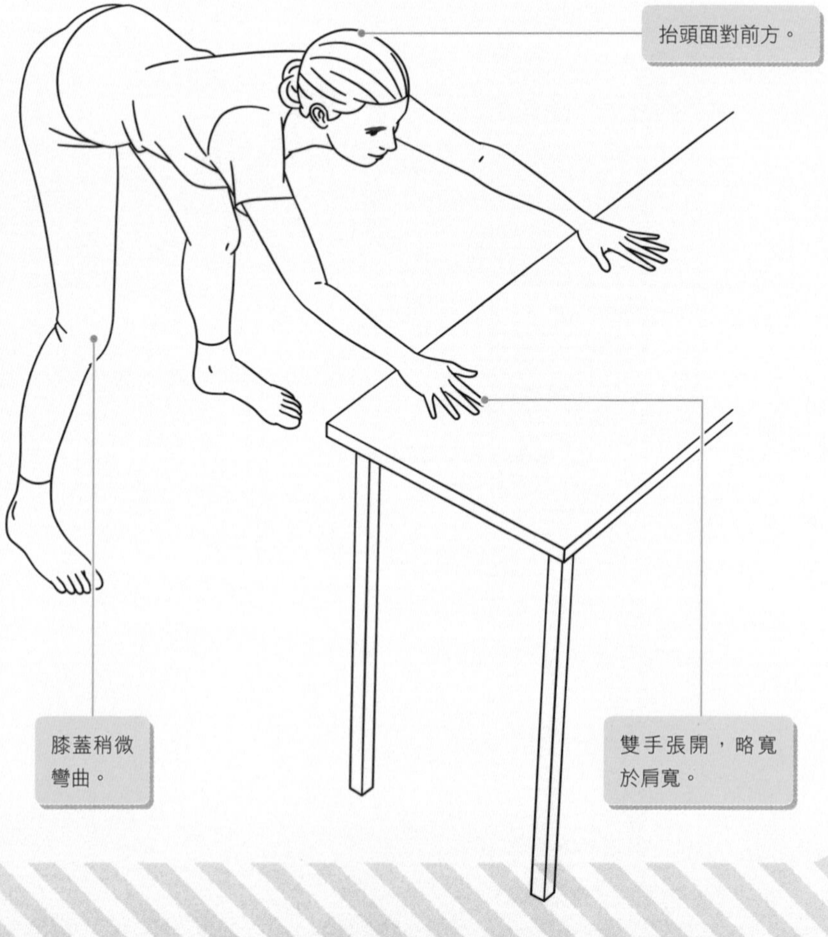

抬頭面對前方。
膝蓋稍微彎曲。
雙手張開，略寬於肩寬。

2

彎曲左膝，把右肩和右腰移向身體內側，維持10秒。進行時想像著要慢慢地從右肩一路伸展到右腰。接著做左邊，一共做3個循環。

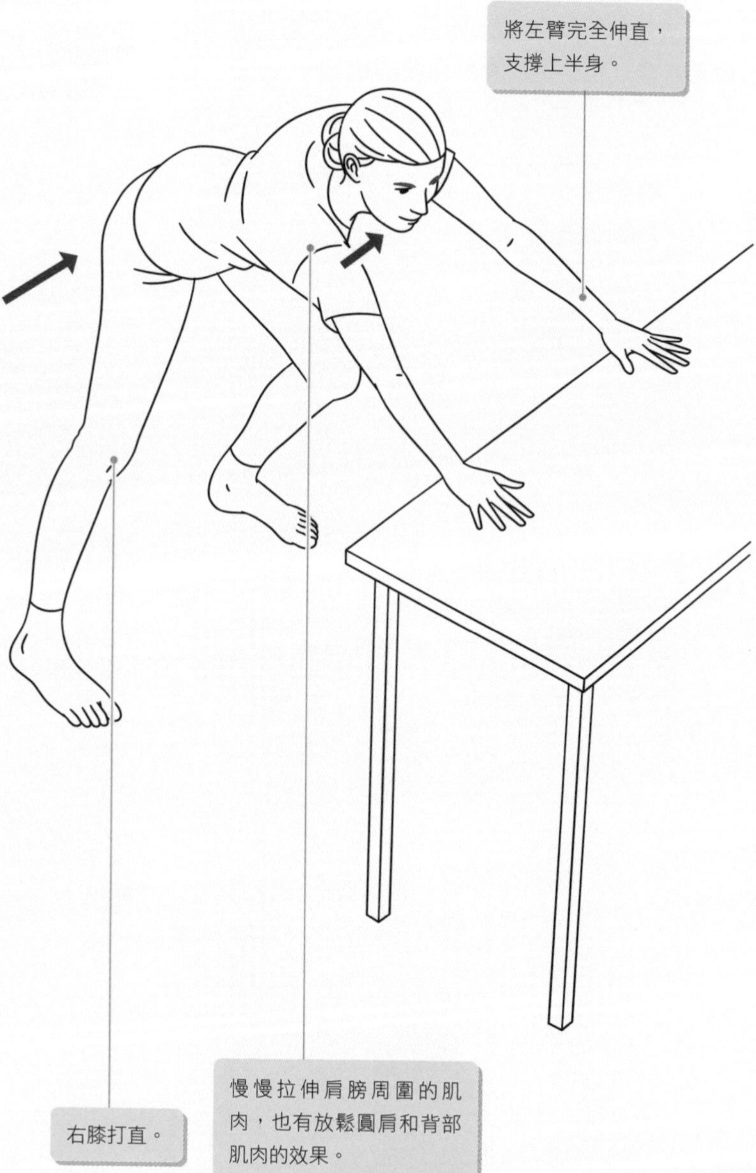
將左臂完全伸直，
支撐上半身。
右膝打直。
慢慢拉伸肩膀周圍的肌
肉，也有放鬆圓肩和背部
肌肉的效果。

有效改善圓肩、駝背、四十肩、五十肩的運動❷

這個運動的用意是放鬆後臂、胸部、肩膀周圍的肌肉。
請在拉伸肌肉時，想像著肩胛骨內收的樣子。

1天1組

1 背對桌子站立，雙手打開比肩寬更開，放在桌上。雙臂的內側保持筆直，左腳往前伸。

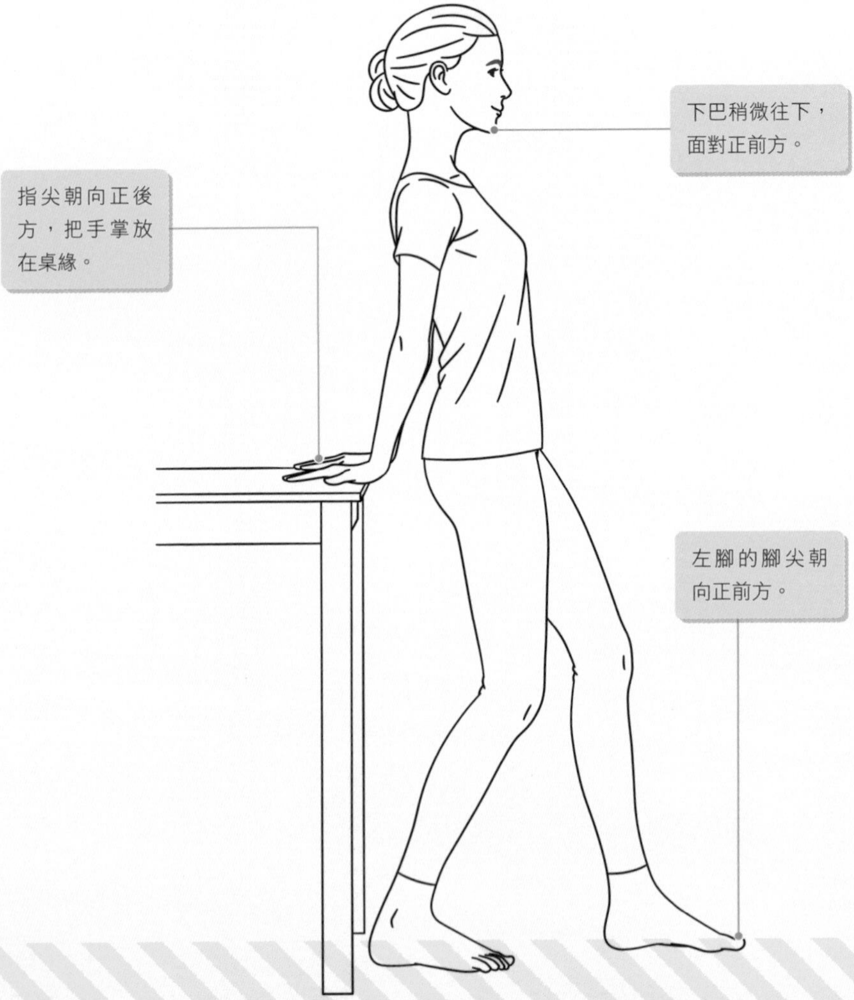
下巴稍微往下，
面對正前方。
指尖朝向正後
方，把手掌放
在桌緣。
左腳的腳尖朝
向正前方。

2

把重心移到左腳，使腰部往下移動，雙臂內側保持筆直。維持這個姿勢10秒。接著做另一邊。一共做3個循環。

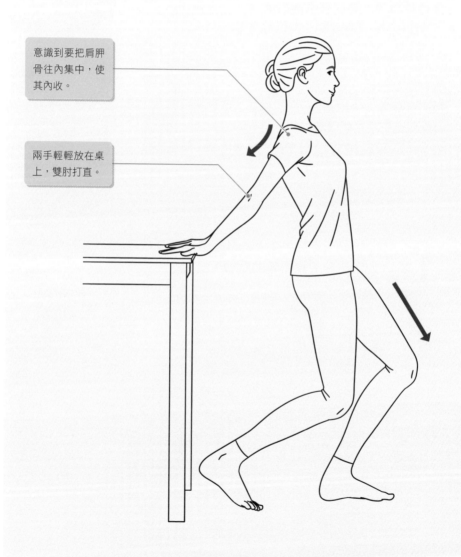

意識到要把肩胛骨往內集中，使其內收。
兩手輕輕放在桌上，雙肘打直。

彎腰會痛

有效改善腰痛的運動❶

當不良的姿勢或動作造成背部習慣往前彎，腰部的負擔就會持續增加。請拉伸胸部和腰部，改善僵硬的情況吧。搭配P.74～75的運動一起做效果更好。

1天1組

進行這個運動時，如果腰部、臀部、腳會感到疼痛，請立刻中斷。會有疼痛產生，可能是腰椎變形或椎間盤突出，建議到骨科接受檢查。或是等到①②的動作已經做起來不費力了，再進入③。

1

趴下，雙手保持彎曲狀態。

※如果在這個階段就出現疼痛，請立刻中斷運動。如果覺得肌肉被拉伸的感覺很舒服，請繼續運動。

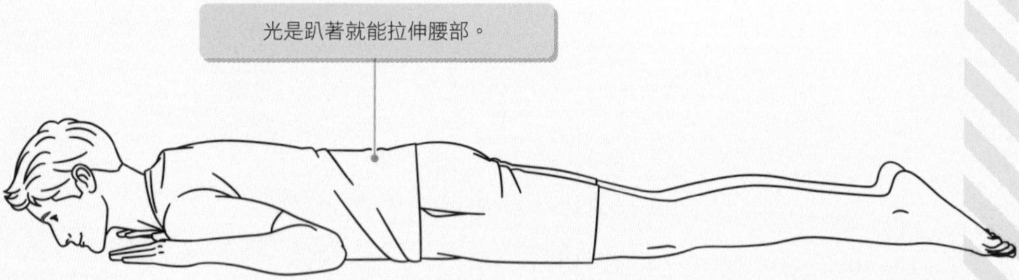

2 花3秒鐘用手肘支撐上半身，同時挺起腰部。再慢慢恢復趴下的姿勢。重複這個動作10次。

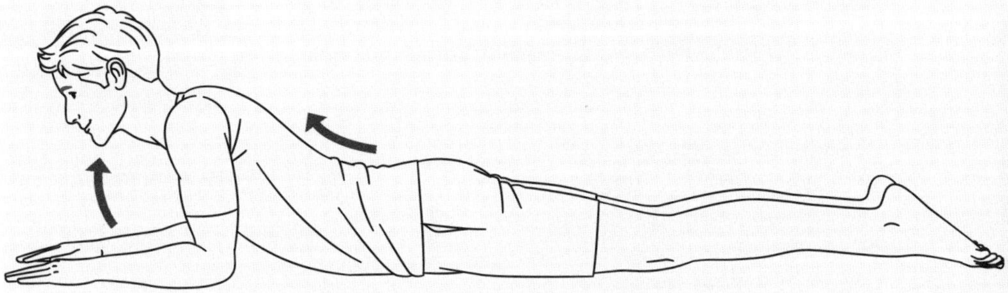

3 花3秒伸直雙肘，撐起上半身，挺起腰部。再慢慢恢復趴下的姿勢。重複這個動作10次。

※請等到①②的動作已經做得很輕鬆再執行這個運動。

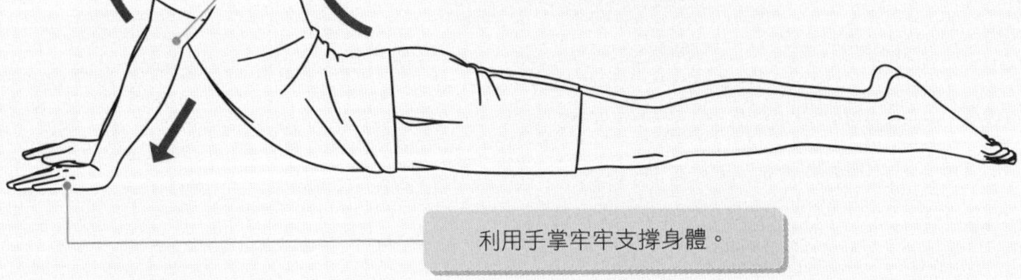
抬頭，視線朝向正前方。
手肘打直。
利用手掌牢牢支撐身體。

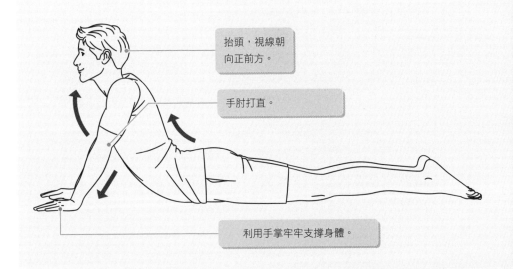

彎腰會痛

有效改善腰痛的運動❷

這是把骨盆往前推，拉伸背脊的運動。雖然動作本身很簡單，但只要確實執行，對減緩腰痛和改善姿勢都有幫助。

請在症狀明顯時試試看！

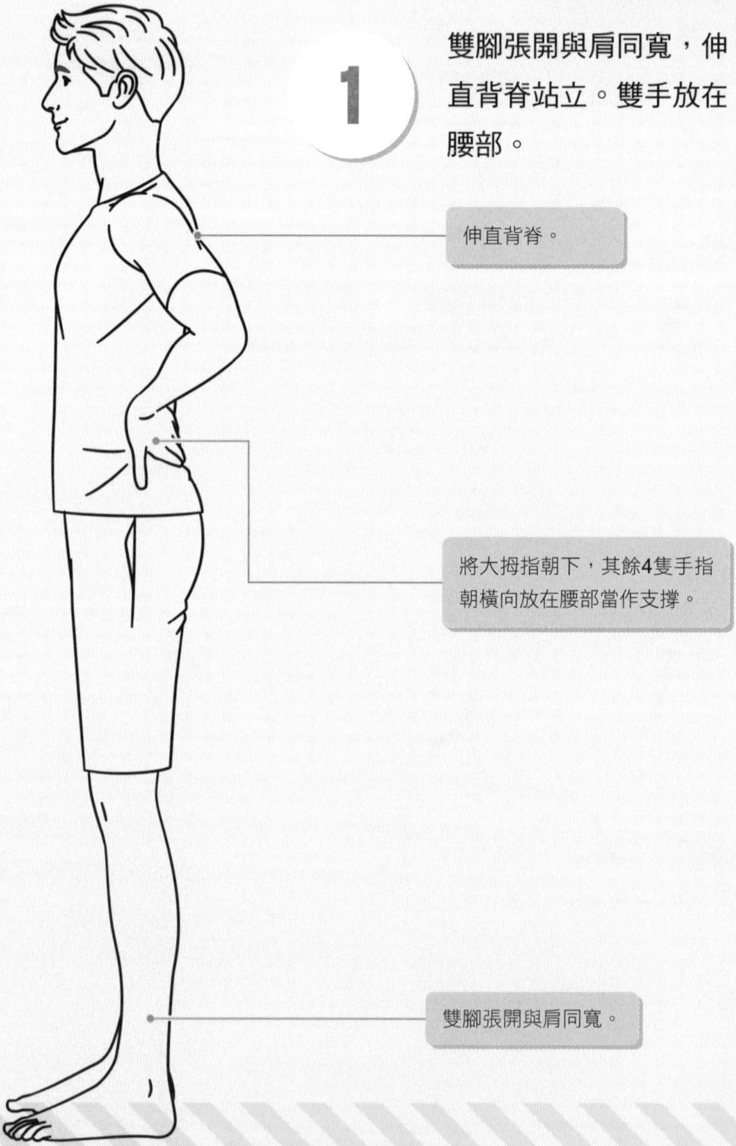

1
雙腳張開與肩同寬，伸直背脊站立。雙手放在腰部。
伸直背脊。
將大拇指朝下，其餘4隻手指朝橫向放在腰部當作支撐。
雙腳張開與肩同寬。

2

將骨盆往前推，身體也跟著往前挺，再慢慢恢復原來的姿勢。重複這個動作10次。

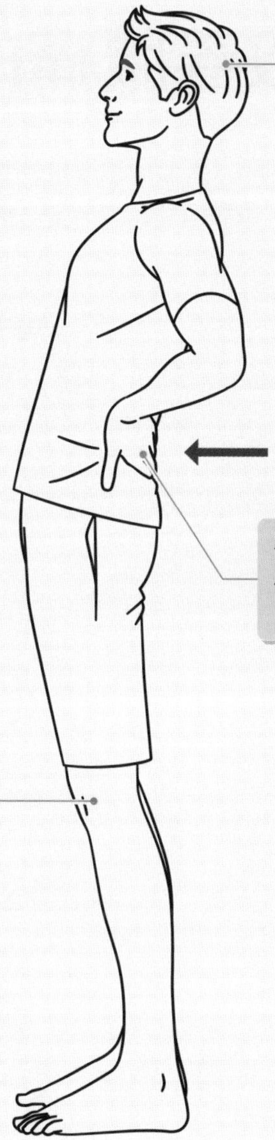
注意頭部不要過度前傾。要確實收下巴。
手的位置從下往上移動時，心裡同時想像著每一節腰椎（腰骨）被拉伸的景象。
膝蓋不要彎曲。

將腰部往前挺時，如果臀部和下半身（腳）會痛，請停止運動。因為有可能是腰椎變形或椎間盤突出，建議到骨科接受檢查。

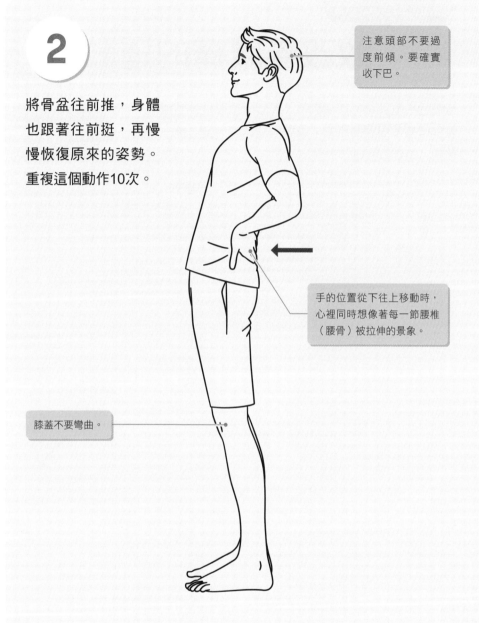

腰部往前挺會痛

有效改善腰痛的運動

腰部往前挺就痛的腰痛類型，可藉由緩慢拉伸受擠壓的腰部與臀部周圍的肌肉，有效減緩疼痛。請一步一步慢慢來，不要勉強自己。

1天1組

1

仰躺，雙手抱膝維持10秒鐘。接著抱住膝蓋輪流靠近胸部，維持10秒。重複做2～3次。

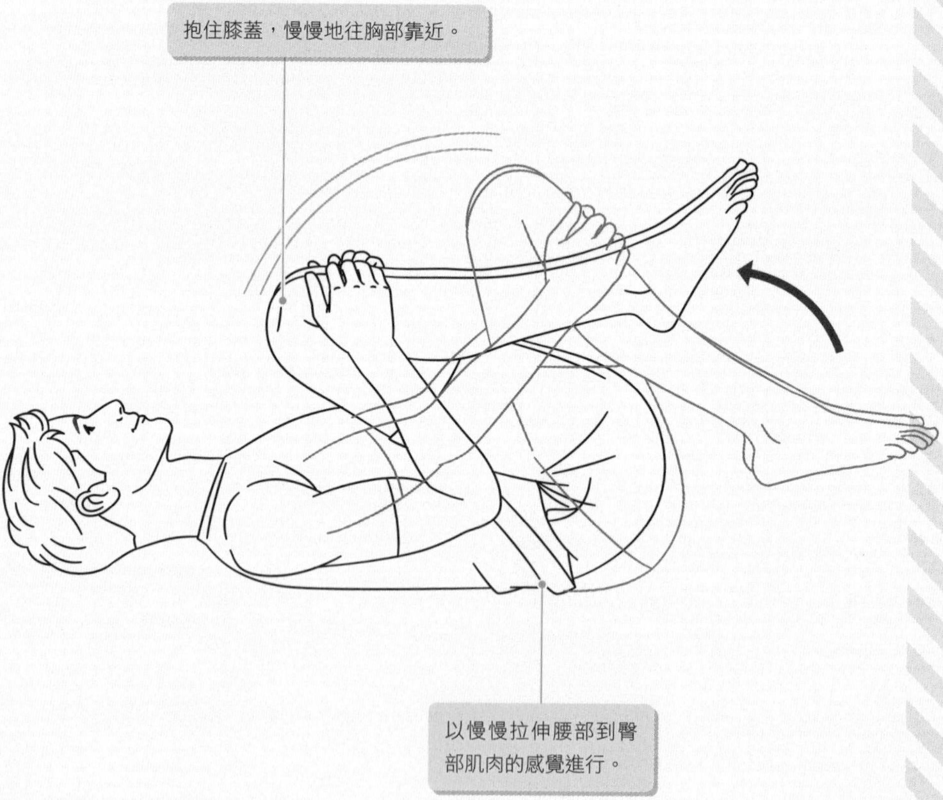
抱住膝蓋，慢慢地往胸部靠近。
以慢慢拉伸腰部到臀部肌肉的感覺進行。

2

坐在椅子上，雙腳張開比肩略寬。上半身慢慢地往前倒，同時用雙手抓住腳踝，保持從雙腿之間往後看的姿勢約10秒，再慢慢抬起上半身。一次做2～3個循環。

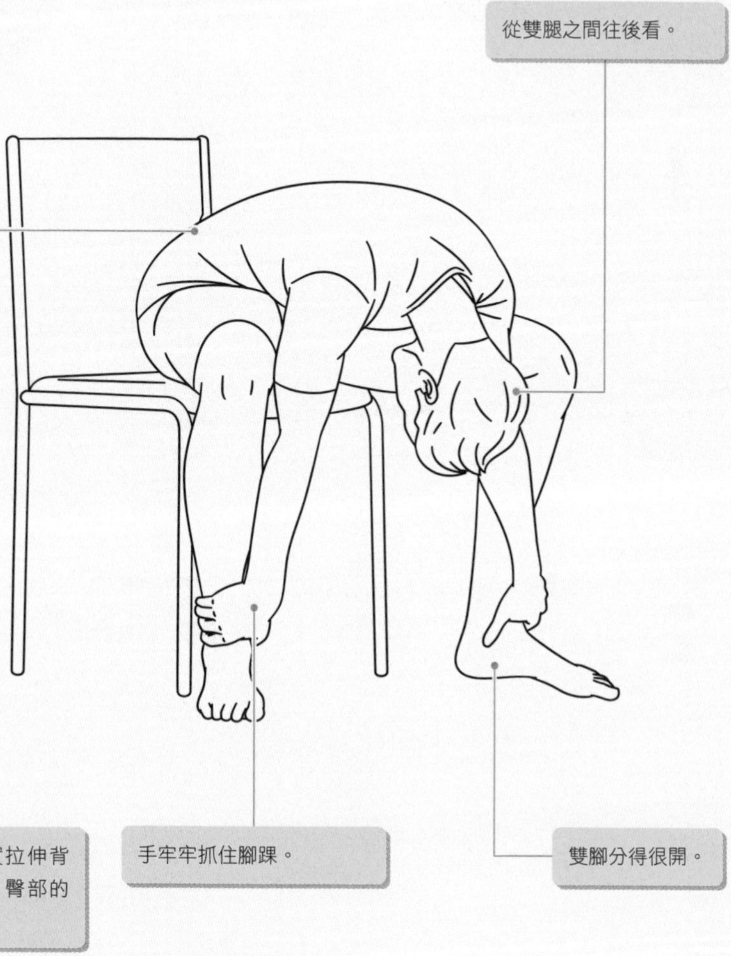
從雙腿之間往後看。
想著要確實拉伸背部到腰部、臀部的肌肉。
手牢牢抓住腳踝。
雙腳分得很開。

彎腰時，如果臀部和下半身（腳）會痛，請停止運動。因為有可能是腰椎變形或椎間盤突出，建議到骨科接受檢查。

有效解決膝蓋疼痛的運動

這個運動強化的是大腿、小腿等膝蓋周圍的肌肉。緩慢進行伸展的動作，不但效果更好，改善浮腫的效果也值得期待。

1天1組

1

仰躺，雙膝立起。

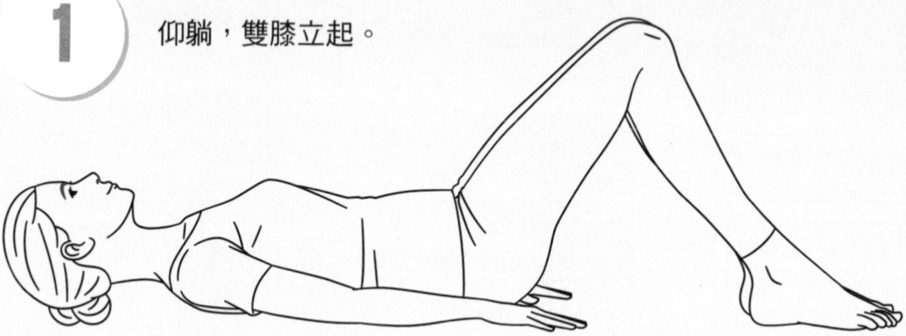

2

右腳伸直，將右腳踝朝著自己的方向彎曲，維持3秒鐘，再恢復到 1 。左右交互進行各10次。

腳只要抬至距離地板約30度的高度就OK。以推腳跟的方式進行，比較容易彎曲腳踝。

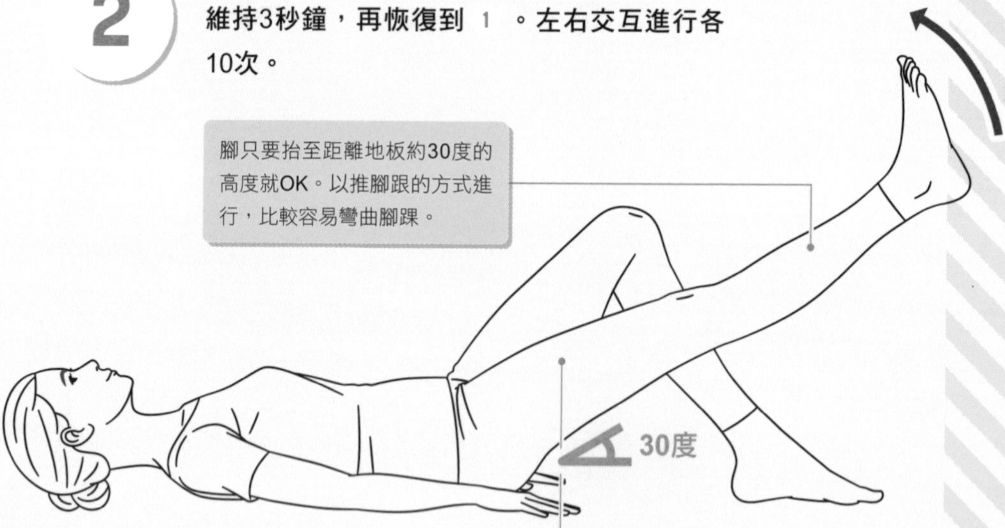

可刺激大腿前側與臀部的肌肉。

3 站起身，雙腳打開與肩同寬。

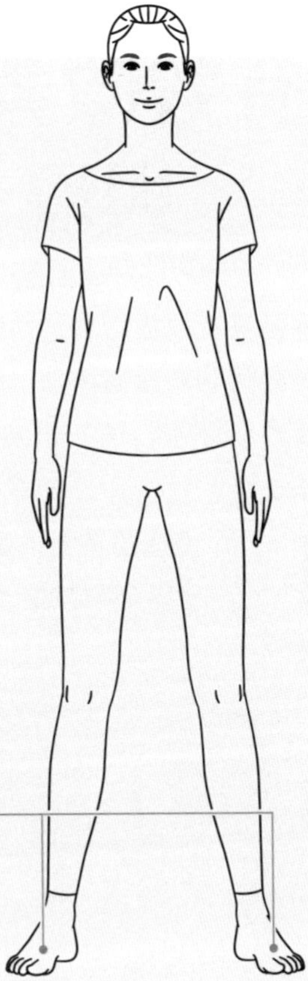

張開雙腳時，腳尖稍微朝外。

伸直背脊。

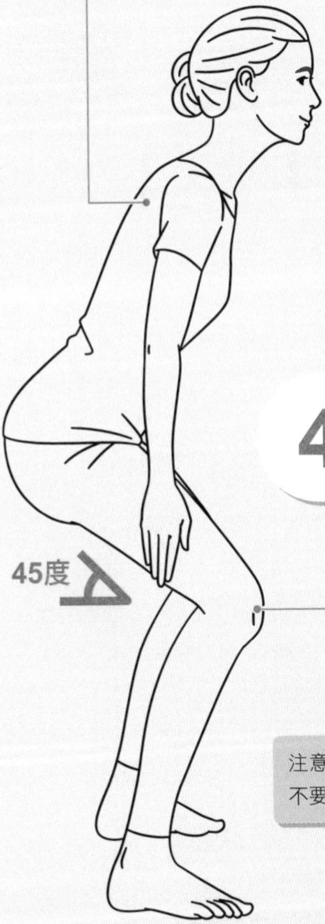

注意膝蓋的位置不要超過腳尖。

4 花3秒鐘慢慢將膝蓋彎曲約45度，再慢慢恢復原來的姿勢。重複10次。

POINT

和一般的深蹲相比，膝蓋彎曲的角度比較小。但如果身體開始搖搖晃晃，或是膝蓋會痛，可以抓住椅背等當作支撐。膝蓋彎曲時，避免出現O型腿和X型腿（膝外翻）。膝頭差不多要與腳拇指的底部對齊。

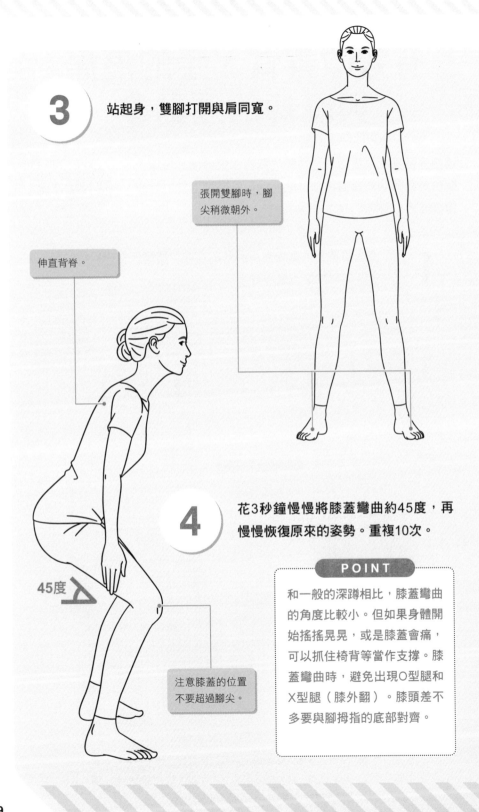

有效改善臂、手的疼痛與麻痺的運動①

這個運動可有效放鬆肩頸周圍的肌肉，促進血液循環。藉由神經的功能獲得提升，連帶解除頸部到手臂的神經緊張狀態。請搭配P.82～83的運動一起進行。

1天1組

1

坐在椅子上，意識到肩胛骨的存在，雙肩保持同樣的節奏向上聳起再放下，重複10次。

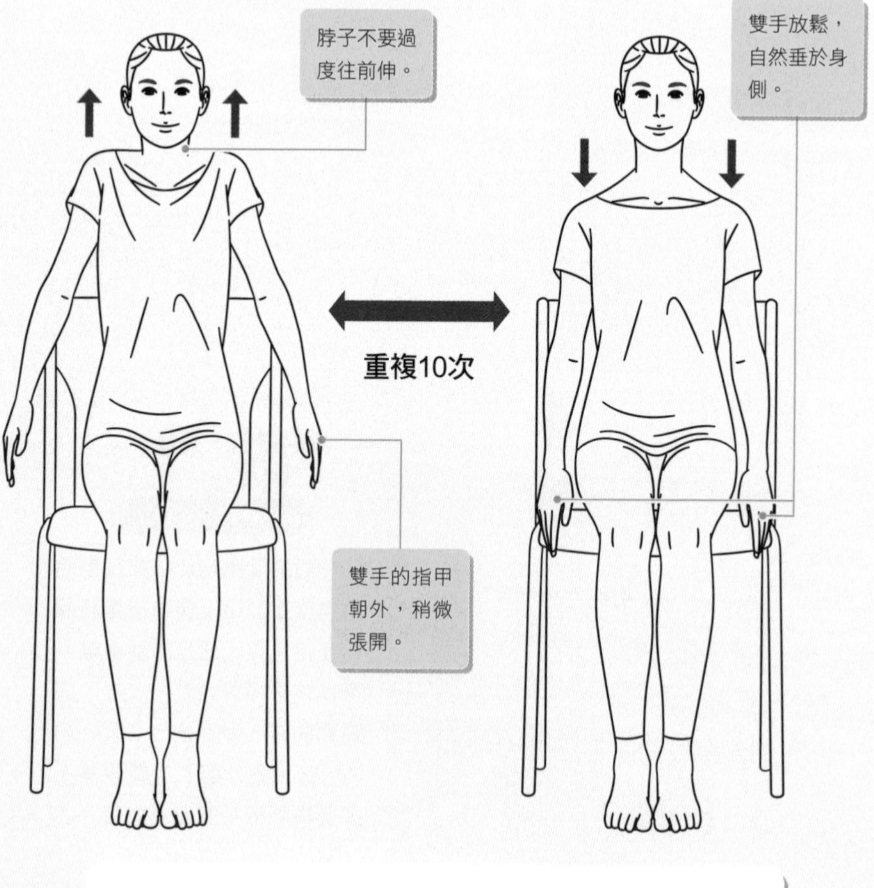

脖子不要過度往前伸。
雙手放鬆，自然垂於身側。
重複10次
雙手的指甲朝外，稍微張開。

手臂和手部的麻痺，原因大多是通往手臂的神經與血管，被夾在起始於頸椎橫突、附著在第一肋骨的前斜角肌與中斜角肌之間所引起。所以放鬆前斜角肌與斜方肌等肌肉，有助改善麻痺。

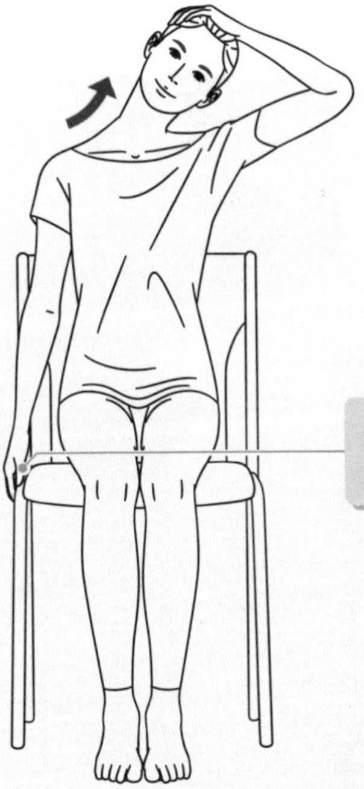
手放在椅緣上。

2 把左手放在頭部右側，再把頭歪向左邊，拉伸頸部肌肉10～20秒。

POINT

只要把手放在頭部就好，注意不要拉扯。

3 下巴朝右上，改變臉的角度維持10～20秒。

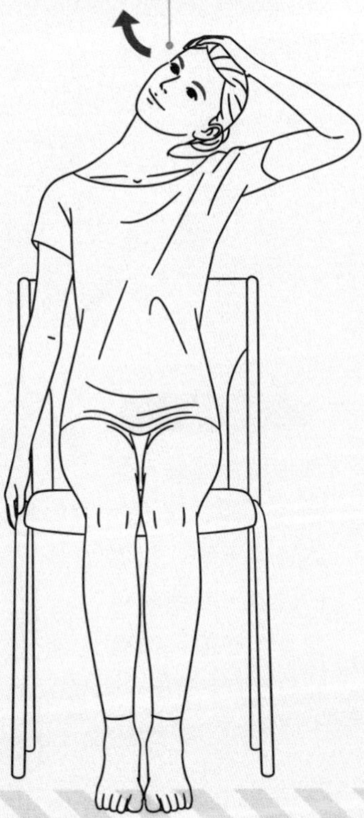
把頭朝向斜上方，稍微扭轉的感覺。

4 下巴轉為朝向左側腋下，改變臉的角度維持10～20秒，再慢慢恢復原來的姿勢。依照 2 ～ 4 的順序換邊進行，共做3個循環。

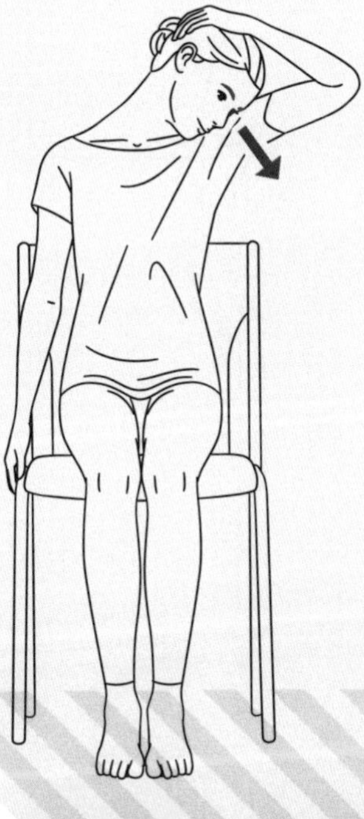

有效改善臂、手的疼痛與麻痺的運動❷

這個運動的目的是給予通過手臂的神經刺激，改善神經周圍的組織液循環。不但身體的動作變得更靈活，疼痛與麻痺也獲得緩解。

1天1組

1

伸直背脊坐在椅子上。花3秒鐘慢慢地把頭倒向左邊，同時右手握拳，彎曲手肘。

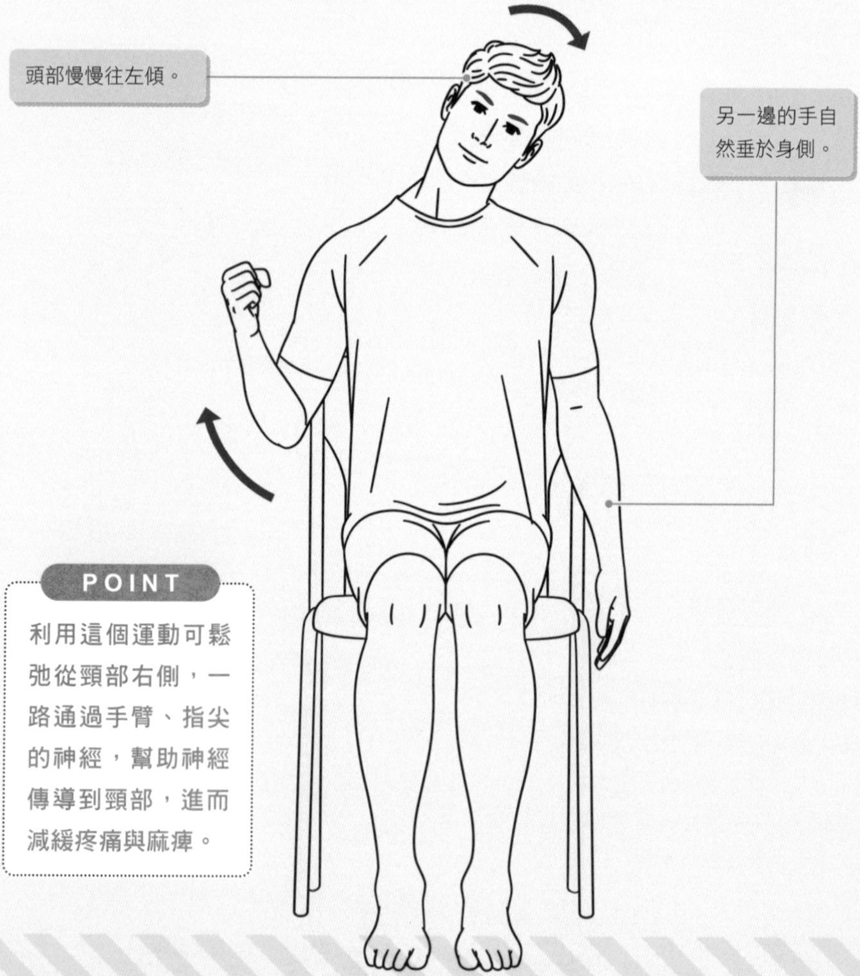
頭部慢慢往左傾。
另一邊的手自然垂於身側。

POINT

利用這個運動可鬆弛從頸部右側，一路通過手臂、指尖的神經，幫助神經傳導到頸部，進而減緩疼痛與麻痺。

2

花3秒鐘把頭倒向右側，同時把右臂往下伸，再向外鬆開原本握住的拳頭。接著把頭部慢慢轉回來。依照 1 ～ 2 的順序換邊進行，共做3個循環。

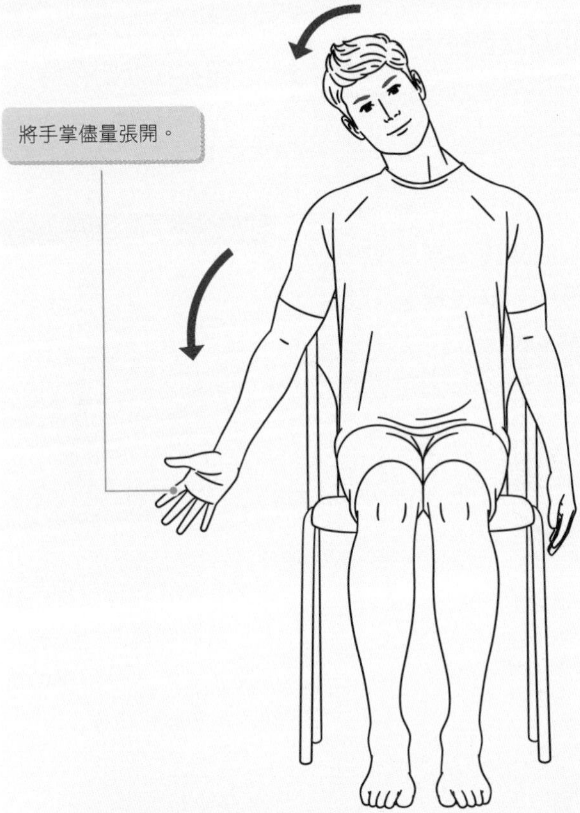

POINT

利用這個運動可鬆弛從頸部右側，一路通過手臂、指尖的神經，幫助神經傳導到指尖，進而減緩疼痛與麻痺。

確認手臂的麻痺已獲得改善的方法

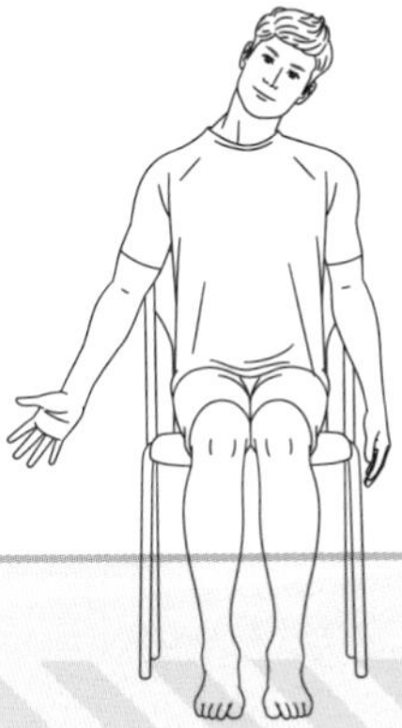

把頭傾向左邊，同時伸出右肘，向外張開手掌。

⬇

換邊進行同樣的動作，如果沒有出現疼痛和麻痺，表示運動已出現成效。

利用工作的空檔也能做！

毛巾拉筋運動

在工作或讀書時，如果覺得肩膀很僵硬，只要找條毛巾或手帕就能進行。這項運動可放鬆肩胛骨周圍，擴大可動區域。

請在症狀明顯時
試試看！

準備物品

毛巾或手帕

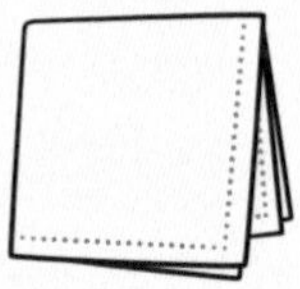

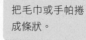

建議肩胛骨變得硬梆梆的人，最好準備有彈性的布製品。例如大張的手帕或頭巾、洗臉毛巾等。

1 如插圖所示，握住捲成條狀的毛巾或手帕的兩端，放在背後。上下拉扯約3秒再鬆開。

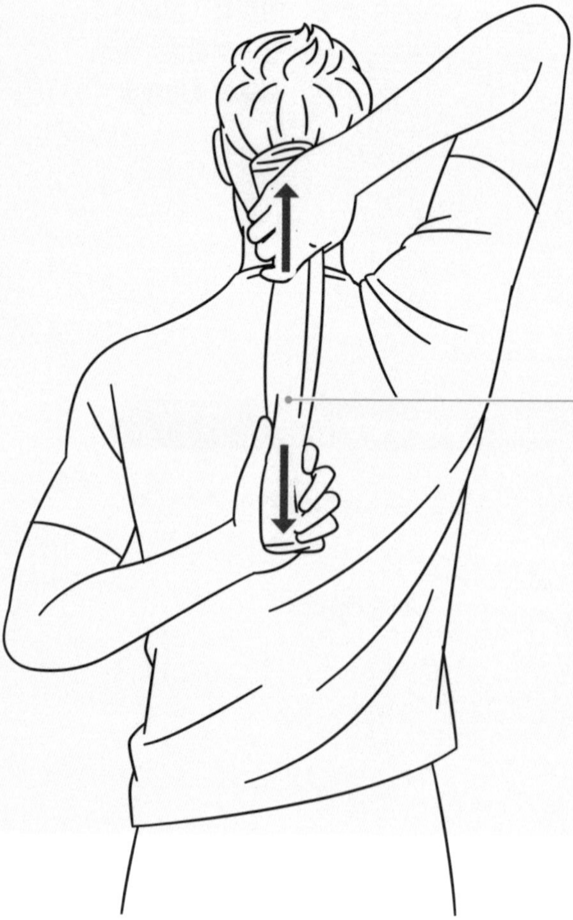

把毛巾或手帕捲成條狀。

2

稍微縮短雙手之間的距離（約1cm），接著比照①的動作，上下拉扯約3秒再鬆開。接下來，在不會疼痛的前提下，繼續縮短雙手之間的距離，拉扯布條再鬆開。依照①～②的順序換邊進行。

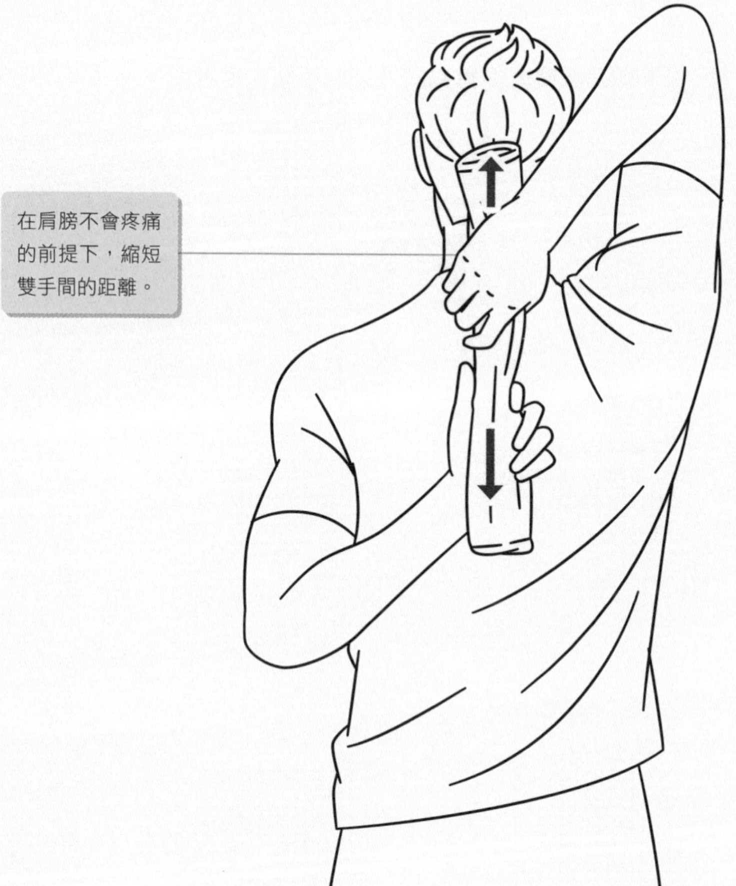
在肩膀不會疼痛的前提下，縮短雙手間的距離。

躺著也能做！

躺式拉筋

這是建議各位在一早起床時做的拉筋運動。搭配第2章介紹的「5大神運動」一起做，對肩胛骨放鬆術有加分的效果。

建議一早醒來時做！

1

躺下來，將雙臂高舉過頭，以右手握住左手背。

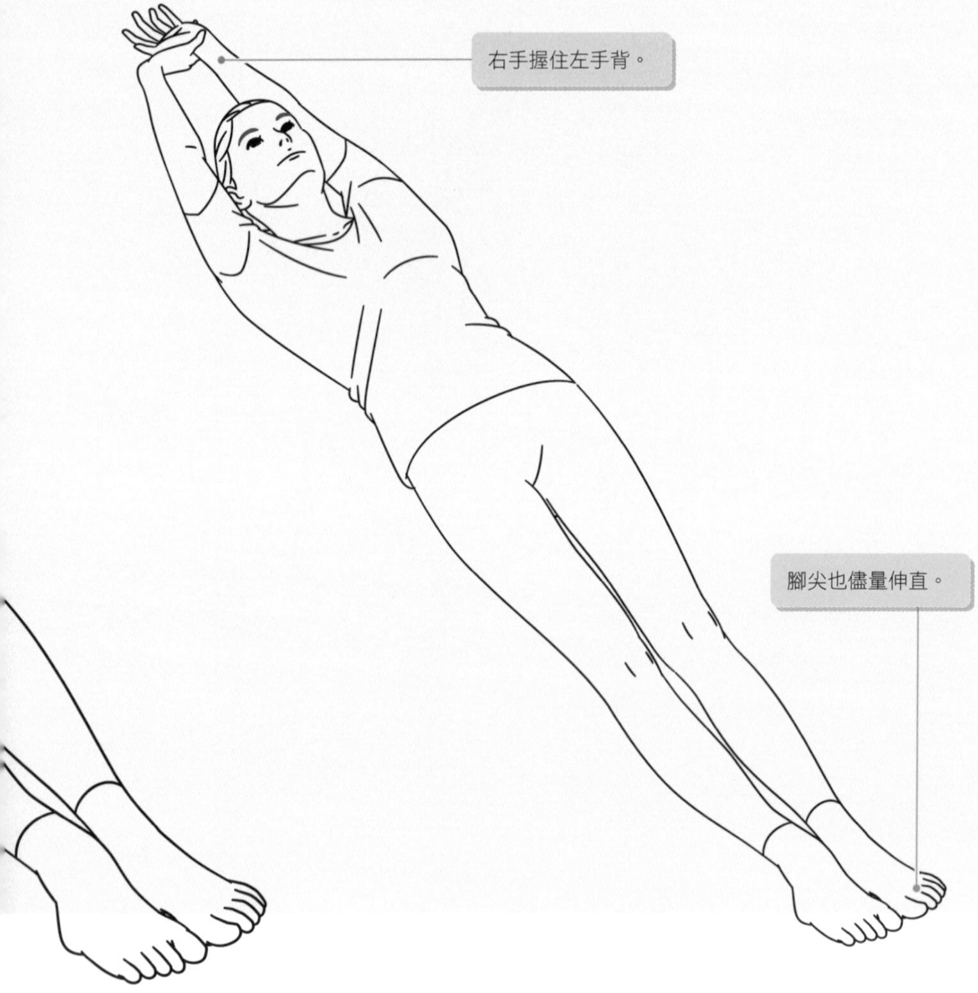

右手握住左手背。
腳尖也儘量伸直。

2 **右手拉住左臂，同時把身體往右傾，維持這個姿勢10秒，並吐氣。再恢復到①。接著做另外一邊，重複3個循環。**

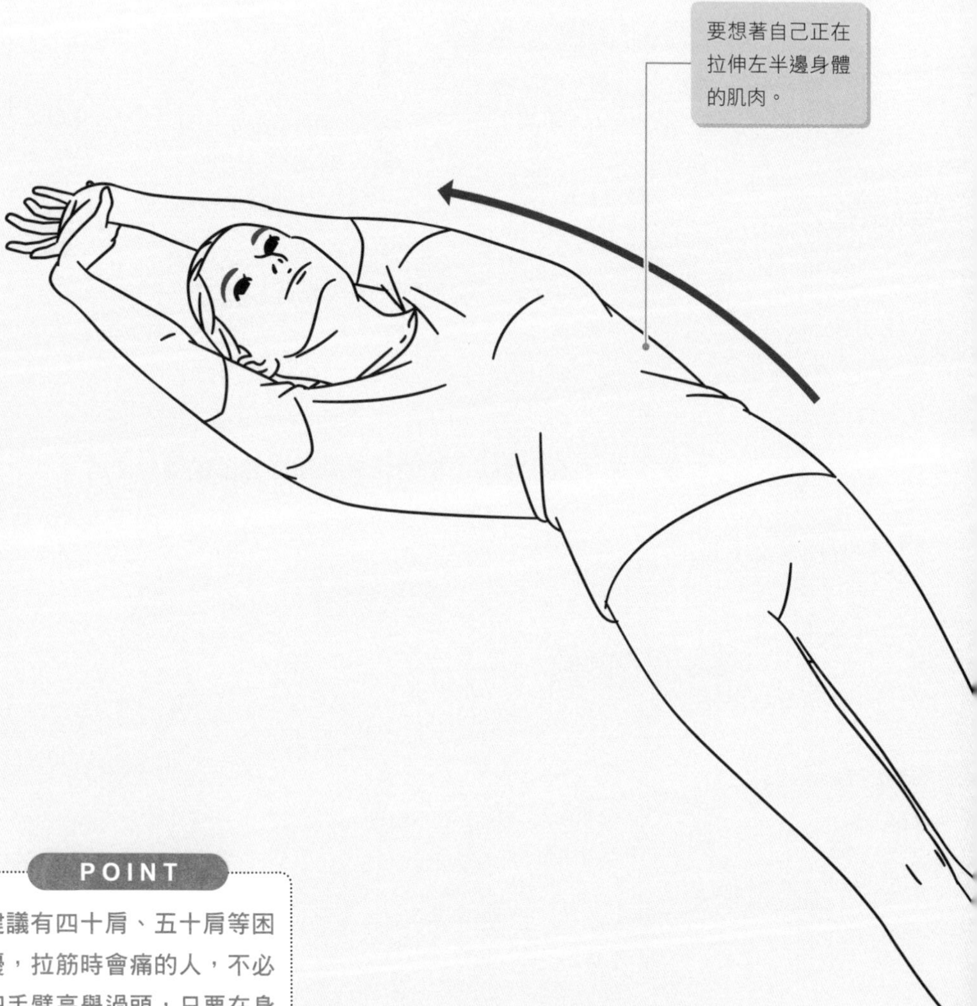
要想著自己正在拉伸左半邊身體的肌肉。

POINT

建議有四十肩、五十肩等困擾，拉筋時會痛的人，不必把手臂高舉過頭，只要在身體往旁邊傾時，讓手自然垂於身側就可以了。

都有效！雙球按摩術

的「5大神運動」之前先做，可以讓肩胛骨更容易放鬆。

按摩球的製作方法

準備用品

硬式網球 2顆

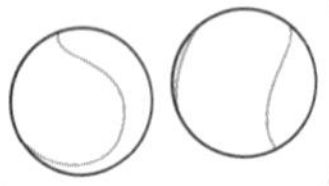

長一點的襪子（單腳）

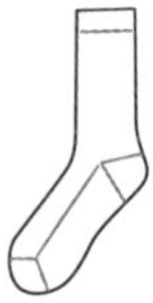

1 把兩顆網球塞進襪子裡。

2 把襪子的兩端像糖果一樣紮起來，好讓兩顆網球集中在襪子的正中央。

＼完成！／

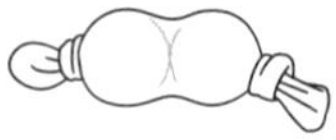

1 仰躺下來，立起雙膝，把兩顆網球放在頸部的僵硬之處。

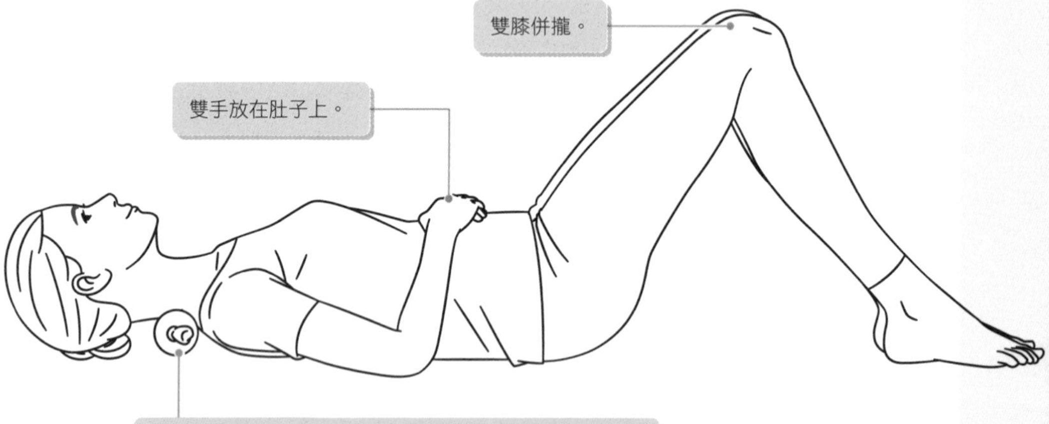
雙膝併攏。
雙手放在肚子上。
把兩顆網球放置在頸部中央，讓球與球之間沒有空隙。

要把網球放在頸部的哪一處都沒有問題，但如果放在後頸，頭部會後倒，可以先在頭部下面墊塊毛巾等，防止頭部滑動。

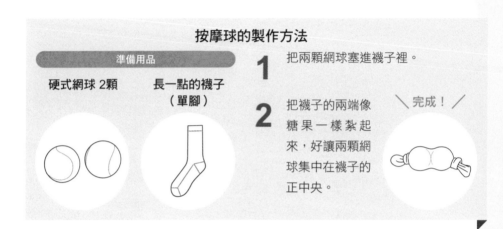

對抗全身的僵硬

只要兩顆網球，就能消除全身的僵硬。在進行第2章介紹

2 雙膝輕輕左右搖動，帶動身體擺動，讓貼著網球的部位接受刺激約1分鐘。

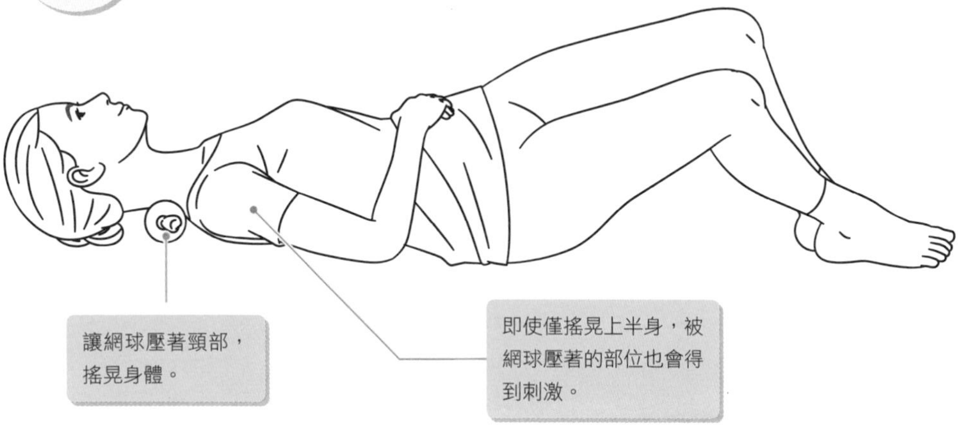
讓網球壓著頸部，搖晃身體。
即使僅搖晃上半身，被網球壓著的部位也會得到刺激。

3 除了頸部，也輪流把兩顆網球放在肩胛骨、背骨、腰部等僵硬部位。同樣是搖晃上半身約1分鐘，藉由網球的刺激效果消除僵硬。

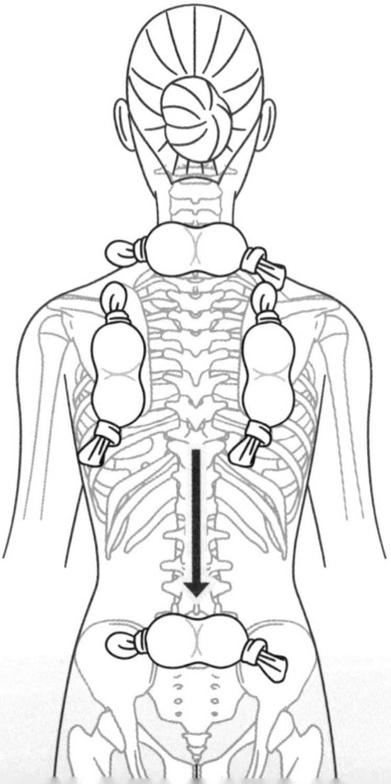

Column

擊退寒性體質的運動

前述已經說明硬梆梆的肩胛骨會導致「體寒」，並且容易與僵硬產生連鎖反應，讓身體陷入萬劫不復的惡性循環（參照P.40～41）。

為了斬草除根，徹底解決體寒與僵硬的問題，利用能夠增強下半身肌力的運動是有效的方法。因為透過運動鍛鍊肌肉，就會消耗為了維持肌肉所需的能量，而燃燒熱量所產生的熱能，就能擊退體寒。

下列為各位介紹的「擊退寒性體質的運動」，是從本書已經介紹的運動中，精心挑選而成的組合。請各位務必身體力行，藉由強化肌力以促進血液循環，打造不畏寒冷的身體。

擊退寒性體質的運動

1 鍛鍊腹部的肌肉（參照P.58～59）➡

2 鍛鍊背部的肌肉（參照P.60～61）➡

3 拍手姿勢（參照P.48～49）

➡ 4 有效改善肩膀、背部僵硬的運動（參照P.66～67）➡

5 擺動手臂+踏步（參照P.50～51）

第 4 章

養成不會讓肩胛骨移位的生活習慣

為了消除僵硬與疼痛，永保肩胛骨能夠活動自如，除了實踐肩胛骨放鬆術，在日常生活中養成正確姿勢與良好的生活習慣也很重要。

習慣翹腳的人容易覺得累是真的嗎？

意識到養成正確姿勢的重要性

肩胛骨放鬆術好像對我無效，才沒幾天僵硬和疼痛又回來了……。遇到上述情況時，請各位首先確認自己是不是又恢復以往的錯誤姿勢了。**因為，原本已調整到位的肩胛骨，的確有可能因我們不自覺間養成的錯誤姿勢而位移。**

姿勢不良的成因很多，其中之一是骨骼歪斜，偏移了原本的位置。長期習慣翹腳、托腮的人，身體會失去平衡，造成骨骼的位置偏移。另一種常見的類型是因肌力衰退，無力保持正確姿勢，導致背脊歪斜，姿勢前傾的情況也很普遍。除此之外，長時間維持同樣的姿勢盯著電腦螢幕工作或滑手機等，也會讓人忽略保持正確姿勢的重要性。

姿勢的偏差始於平常不經意的動作與生活習慣。即使透過運動讓肩胛骨回到原來的位置，但如果沒有矯正錯誤的姿勢，也是徒勞無功。因為問題的根源沒有解決，肩胛骨很快就故態復萌。**為了長期維持放鬆肩胛骨的效果，請各位參照左頁的核對清單，對照自己的日常生活，找出有哪些NG行為，並提高自我檢視的意識。**

平常不經意的動作與生活習慣都會讓姿勢更加惡化！

下列清單列舉出容易破壞身體平衡和造成身體歪斜的生活習慣與動作。請各位自行檢核，看看自己符合幾項吧。

檢查自己到底符合幾項！

- □ 坐在椅子上的時候，膝蓋通常張開
- □ 常常盤腿坐
- □ 翹腳時都是同一隻腳在上
- □ 側坐時大多朝固定的一側
- □ 常用同一邊的肩膀或手臂提東西或背包包
- □ 站立時，通常把重心放在某隻腳
- □ 托腮時大多用同一隻手
- □ 常常花很多時間保持同樣的姿勢盯著手機
- □ 工作上時常重複同樣的動作
- □ 經常連續好幾個小時坐在桌前辦公或讀書
- □ 睡覺時總是朝同一個方向
- □ 即使枕頭和寢具不合用也會繼續忍耐
- □ 常常穿尺寸不合、太過緊身的衣服
- □ 常常穿鞋跟很高的鞋子

確認診斷結果！

符合項目 0～4個
恭喜你沒問題！感覺得出來你有意識到維持良好姿勢的重要性。以後也請繼續保持。

符合項目 5～9個
請注意！姿勢偏移的可能性很高。請在身體不適的症狀出現之前，針對符合的項目進行改善吧。

符合項目 10～14個
危險！你似乎完全沒有意識到姿勢對健康的重要性。照理說，你的肩頸是不是已經感到不適了呢？請立刻想辦法改善吧。

良好姿勢可提升身體動作的表現

利用正向連鎖調整身體的狀態

所謂理想的良好姿勢，不僅有助於讓肩胛骨一直保持在正確的位置，還可以帶來以下的良好效益。

●擴大關節的可動區域，讓身體的動作變得更加靈活。運動能力也獲得提升，對身體動作的表現可發揮正面影響力。

●自律神經恢復平衡後，原本原因不明的頭痛等暈眩等症狀也會不藥而癒吧。另外，也能緩和因人際關係和工作的煩惱等產生的壓力，有效提升睡眠品質。

●肌肉得以保持柔軟，所以血液循環也改善了。連帶提升內臟的功能，有助於打造易瘦體質。此外，也可望改善體寒的症狀。

●淋巴的循環得到提升，可促進老舊廢物排出，改善水腫。另外，淋巴也有守護身體免於受到入侵體內的細菌與病毒危害的功能，所以免疫力也提高了。

基於上述幾點，我相信各位已經充分掌握良好姿勢的重要性。**為了永保青春與健康，請各位務必隨時提醒自己要保持良好姿勢。**

活化全身，打造更健康的身體！

維持良好姿勢，不僅有助讓肩胛骨保持在正確的位置，也有活化全身，提升各種身體機能與消除不適的功效。

讓身體的動作變得更加靈活！

關節的可動區域擴大，身體活動自如；動作變得更加有力，運動能力提高了。

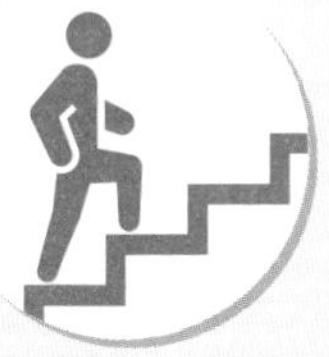

調整自律神經

藉由矯正背骨的歪斜，使紊亂的自律神經得到調整，連莫名的不適症狀也不藥而癒。

提升代謝率

保持肌肉的柔軟以提升血液循環之後，除了提升內臟的機能，代謝率也提高了。

消除浮腫

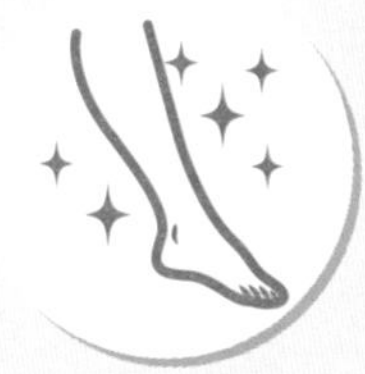

改善淋巴的循環，可促進老舊廢物的代謝，消除浮腫。

提升免疫力

淋巴的功能提升，使免疫力也隨之提高，能有效擊退細菌與病毒。

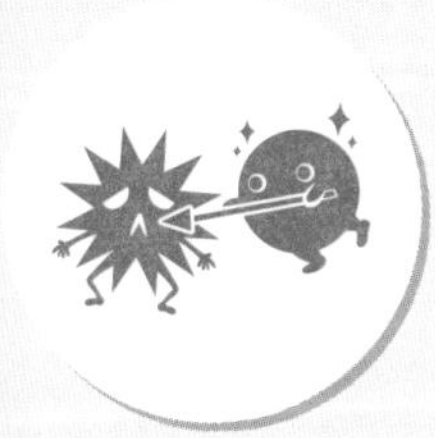

維持與強化肌力

只要保持良好姿勢就能讓肌肉正確出力，即使不刻意運動，也能保持與強化肌力。

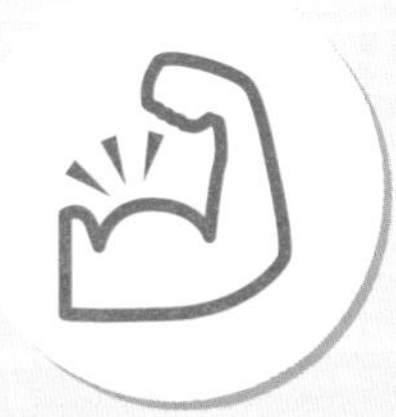

矯正站姿，徹底擺脫病痛的糾纏！

伸直背脊收下巴

前述已不厭其煩地一再提醒各位，只要養成正確的姿勢，就能持續維持肩胛骨放鬆術的效果，使肩頸遠離不適。不過，可能有些人會產生疑問：所謂的「正確姿勢」究竟是什麼樣的姿勢呢？說到駝背等不良姿勢，很多人起碼會有個模糊的概念，但說到如何保持正確的姿勢，大部分的人都說不出所以然來。在此呼籲大家，**養成正確姿勢，等於順便鍛鍊體幹，所以請務必意識到養成正確姿勢的重要性**。

左頁的插圖，標示出正確站姿的幾個重點。請各位對著鏡子確認自己的站姿，或者請家人或朋友替自己拍照。只要按照以下的步驟進行，相信各位一定能掌握養成正確站姿的訣竅：**①「伸直背脊」→②「收下巴，挺胸」→③「下腹部與肛門稍微出力」**。執行③時，請各位按照停止排尿的要領，用力收緊臀部，再把力道放鬆到保留約30%。

另外，如果不是很確定頸部的角度、肩胛骨的位置、重心所在，不妨先從「正確的走路方式」（參閱P.98～99），等到熟練以後，應該更容易掌握個中要領。

讓肩胛骨保持在正確位置的正確站姿

理想的站姿必須做到伸直背脊、挺胸、下腹部稍微用力。雖然難度很高，請各位還是以「身體沒有歪斜」為終極目標，持續努力吧。

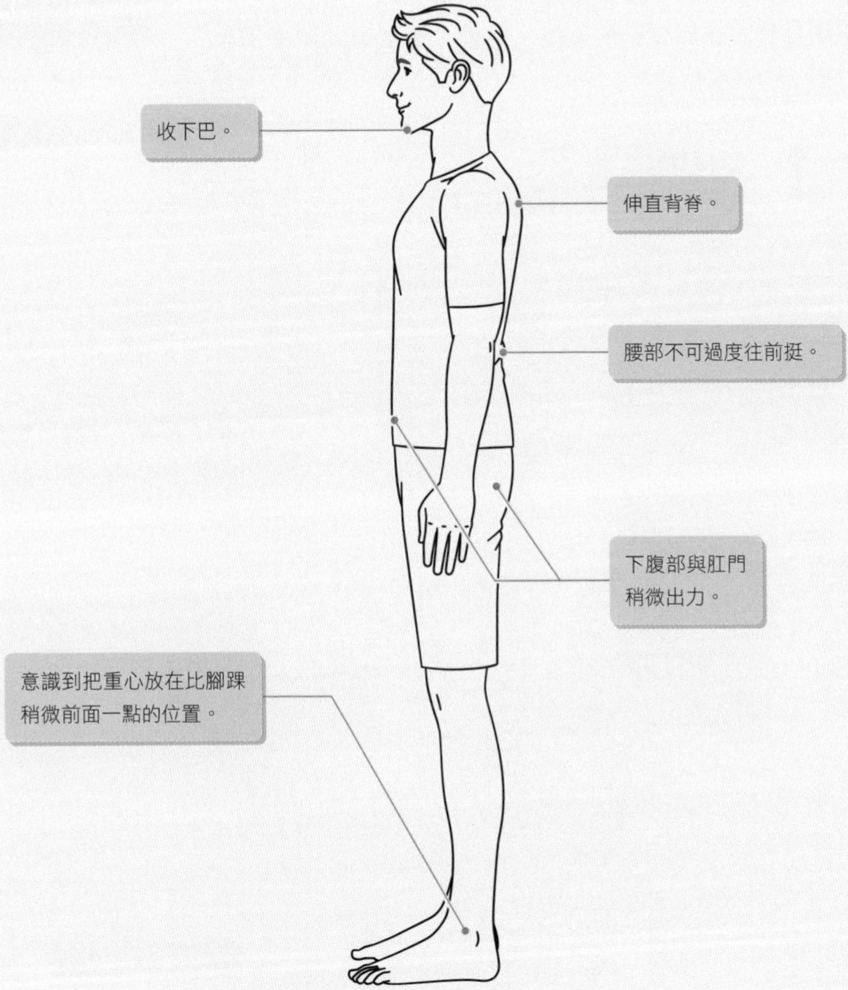
收下巴。
伸直背脊。
腰部不可過度往前挺。
下腹部與肛門稍微出力。
意識到把重心放在比腳踝稍微前面一點的位置。

只要養成正確的姿勢，
肩胛骨的動作會變得更加順暢！

學會
「正確的走路方式」

1天1組

在頭上頂著一本書的狀態下，只要走路時書本沒有掉落，就表示身體的重心保持在正確的位置。維持身體的平衡是養成正確姿勢的基礎。另外，也要確認脖子的角度與肩胛骨的位置。

1 把書本放在頭上，走5～10m，同時注意不要讓書本掉下來。

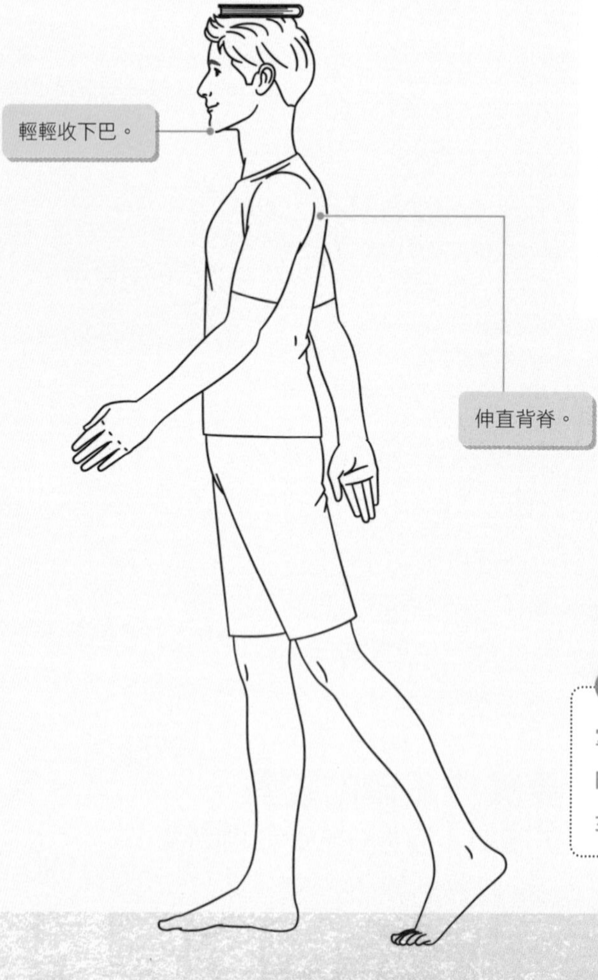

準備的物品

一本書

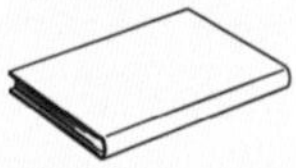

為了方便放在頭上，建議挑選小而厚的書，雜誌的尺寸可能太大了。

POINT

掌握如何平衡身體的竅門後，請一步步增加步數。

2 取下書本，保持正確的站姿（參照P.97）3秒鐘。

3 維持脖子前傾、駝背的不良姿勢3秒鐘。2 與 3 的姿勢交互輪流5～10次。

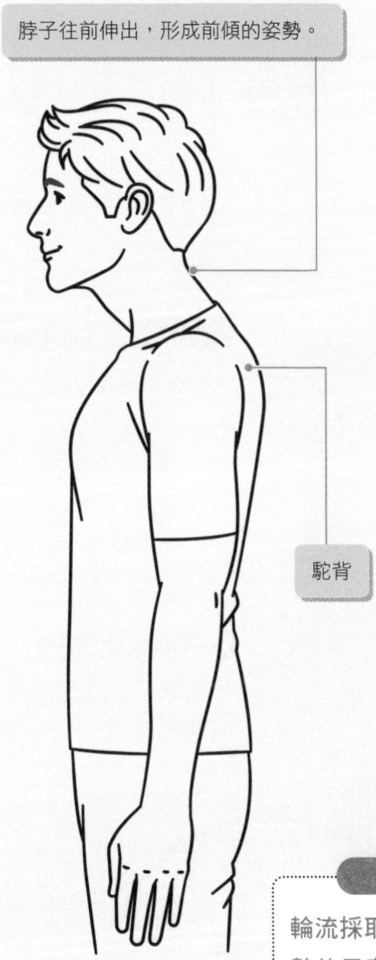

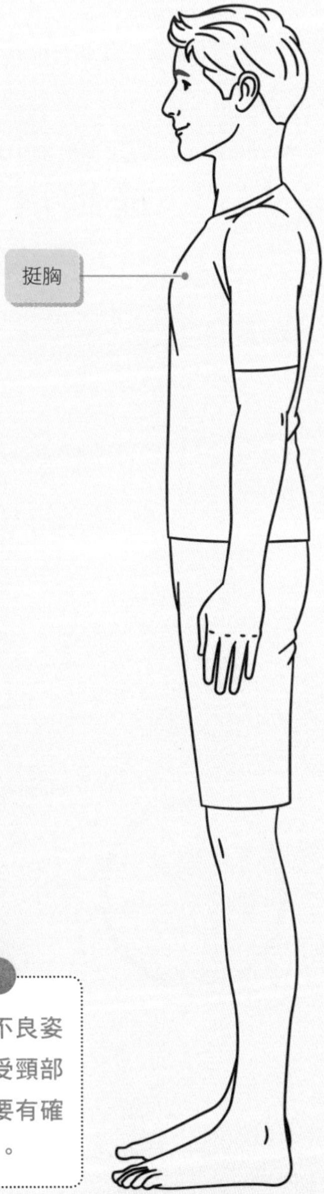

POINT

輪流採取良好姿勢與不良姿勢的用意是讓身體感受頸部承受的負擔差異。只要有確實體驗到這一點就OK。

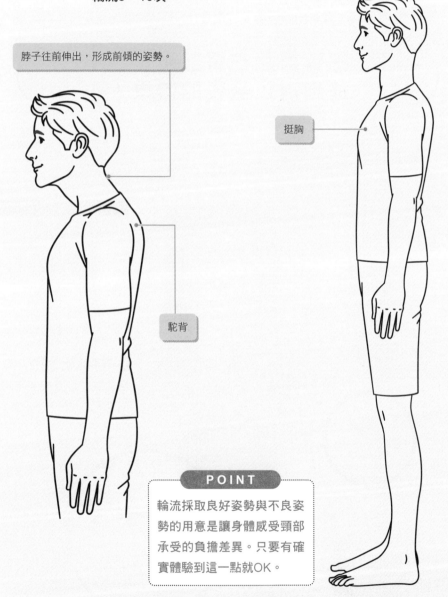

使用「臀部坐墊」和「腰枕」，防止坐姿走樣

把毛巾墊在臀部和腰部，不但有助維持正確的坐姿，也有預防姿勢在不自覺間走樣的效果。在毛巾的輔助下，相信各位很快就能掌握維持正確坐姿的訣竅。

把臀部靠在臀部坐墊，達到矯正坐姿的效果！

做法 把臀部坐墊放在椅子的座面後方。調整的重點在於毛巾的厚度要足以讓臀部稍微往上抬。

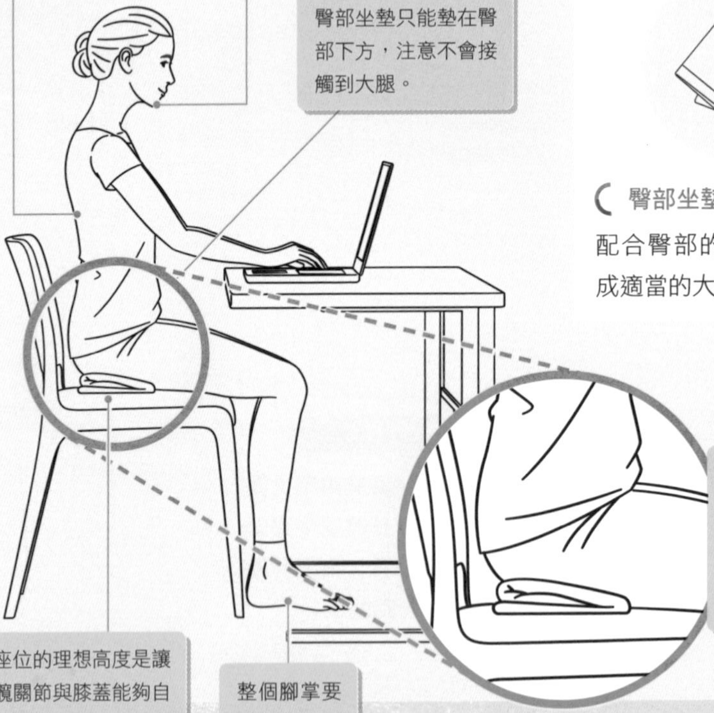

不要讓椅背承受體重。
收下巴，伸直背脊，挺胸。
臀部坐墊只能墊在臀部下方，注意不會接觸到大腿。
如果椅子太低，臀部坐墊的厚度不夠，可以多鋪幾塊摺起的毛巾調整高度。
座位的理想高度是讓髖關節與膝蓋能夠自然彎曲。
整個腳掌要貼在地板。

準備物品

毛巾

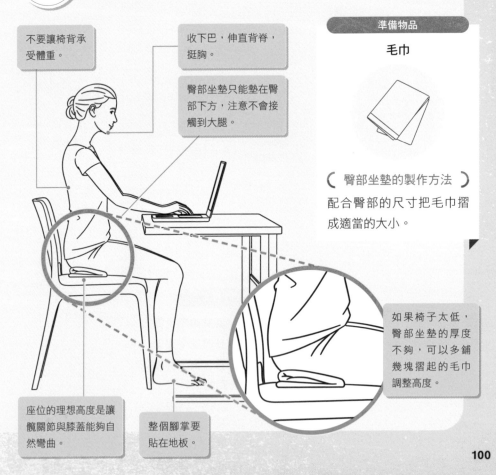

臀部坐墊的製作方法

配合臀部的尺寸把毛巾摺成適當的大小。

在椅子裝上腰枕，矯正姿勢！

準備物品

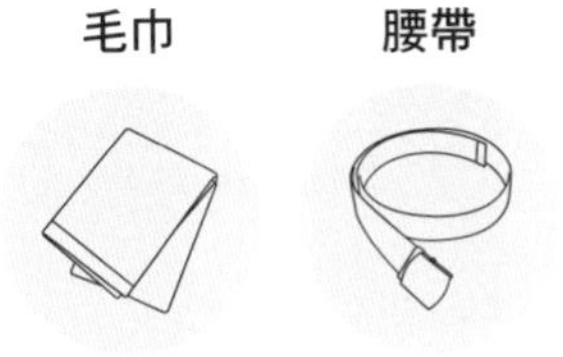
毛巾
腰帶

腰枕的製作方法

1 依照椅背的寬度摺好毛巾。

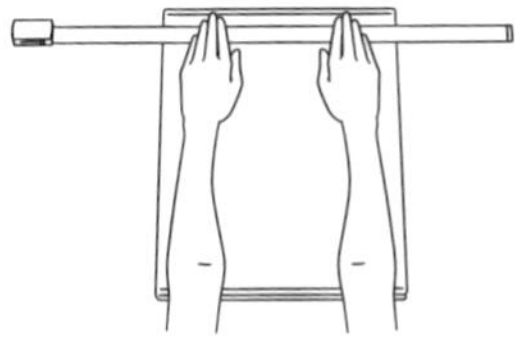

2 把皮帶放在摺好的毛巾上，再把毛巾捲起來。

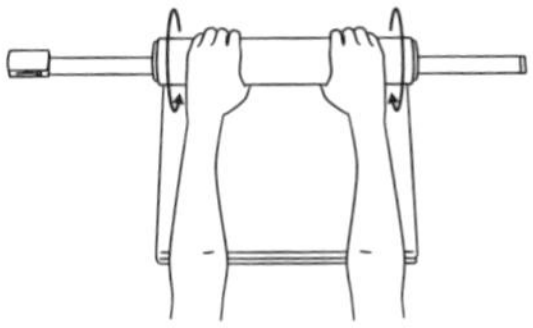

＼完成！／

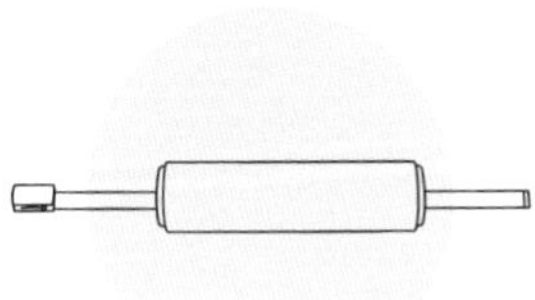

做法

把腰枕綁在椅子上，剛好能夠靠在背部凹陷處的位置。

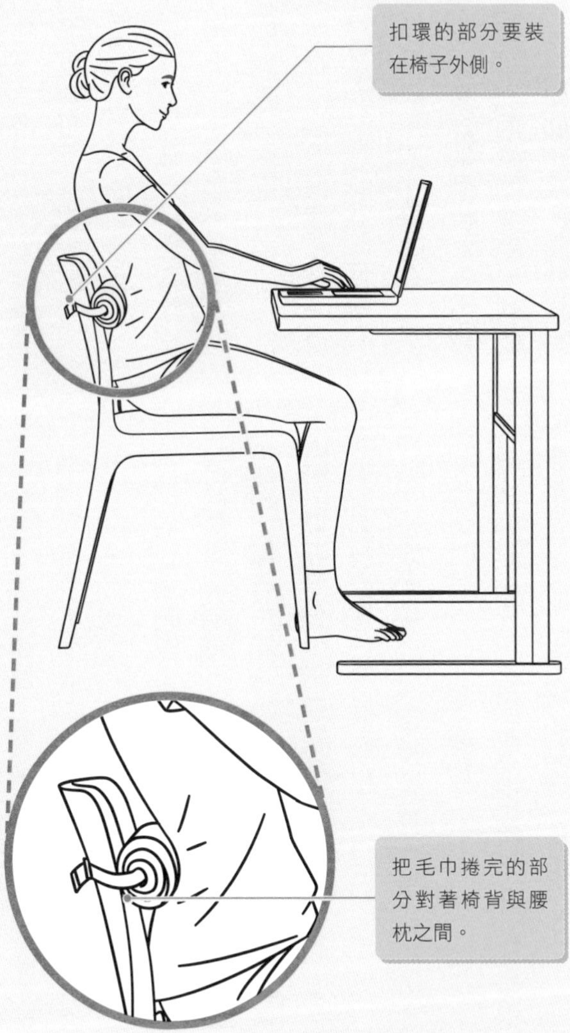
扣環的部分要裝在椅子外側。
把毛巾捲完的部分對著椅背與腰枕之間。

養成正確睡姿的關鍵在於「枕頭」

睡相差也是肩膀僵硬的原因之一!?

目前為止已向各位介紹了正確的站姿、坐姿。事實上，連睡覺時也有正確的睡姿。

一早睡醒卻覺得腰痠背痛，好像還落枕了……。出現上述情況時，問題可能出在睡眠時的姿勢。人在睡覺的時候不可能注意自己的睡姿，也因為如此，因為睡相不佳，導致骨骼歪斜、肩膀僵硬的情況可說屢見不鮮。那麼，怎麼樣才是所謂的理想睡姿呢？**重點在於「頸部要保持自然的弧度」。就寢時，只要頸椎能維持自然的後凹弧度，就能維持血液循環的暢通。如此一來，人就能順利翻身，肩頸也不會承受多餘的負擔。**

為了達成這點，關鍵在於「枕頭」。枕頭太高，會增加肩頸的負擔，成為肩膀僵硬和打呼的元凶。相對地，枕頭太低會使流往頭部的血液刺激頭部，引發失眠。**理想的枕頭高度是仰躺時，讓頭部、頸部、身體呈筆直的一條線。能夠讓頸椎保持自然的後凹弧度，就是身體保持平衡的良好姿勢。**請各位依照上述原則，替自己選擇合適的枕頭。

另外，建議大家睡覺時，盡可能保持「立正站好」的仰睡姿勢。若有腰痛困擾，無法仰睡的人，可以改成彎腰側睡，或是抱著抱枕睡覺，都有緩和腰痛的效果。

一顆不適合的枕頭，對身體會造成什麼樣的影響呢？

擁有一夜好眠的前提條件是「保持頸部的生理弧度」。無法滿足這個條件的枕頭，會引起肩頸不適、睡眠障礙、打呼。

枕頭高度不適合會引起的健康問題

如果枕頭過高

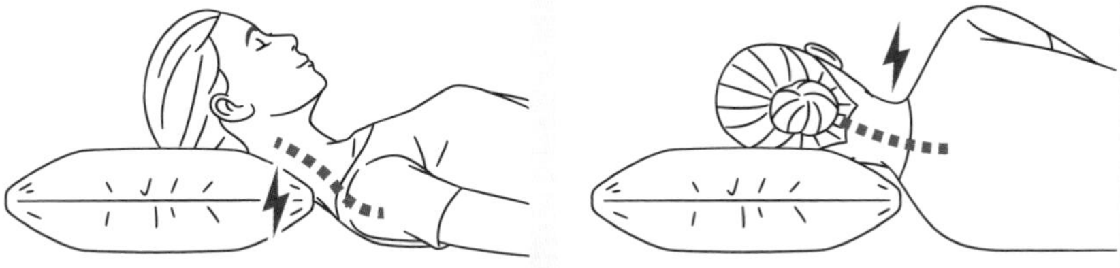

一夜好眠的前提條件—「保持頸部的生理弧度」。如果無法成立，肩頸會承受過重的負擔，甚至引起打呼。

如果枕頭過低

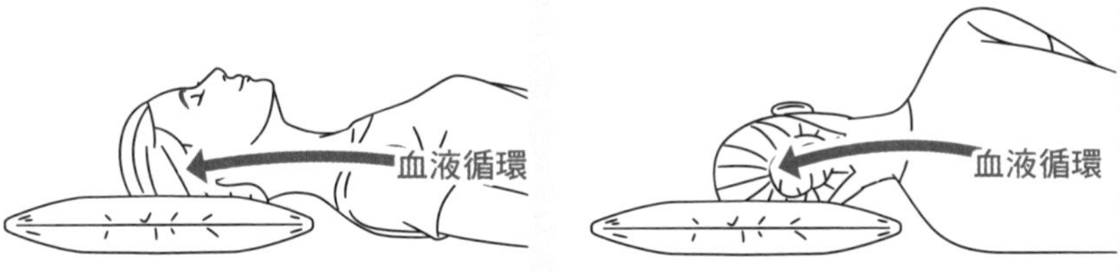

流到頭部的血液會刺激頭部，造成睡眠品質下滑，甚至失眠。

為了養成正確的睡姿，第一步就是挑選高度適合自己的枕頭！

只要2分鐘就完成！如何為自己量身訂做一顆合適的枕頭

枕頭是掌握正確睡姿的關鍵。只要準備毛巾，就能為自己量身訂做一顆最合適的枕頭。不但可減輕肩頸的負擔，翻身也變得更容易。

準備物品

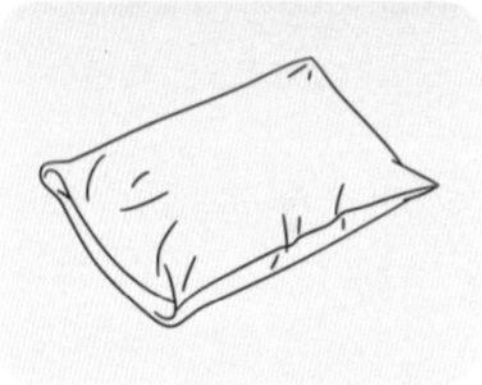

附帶枕頭套的枕頭

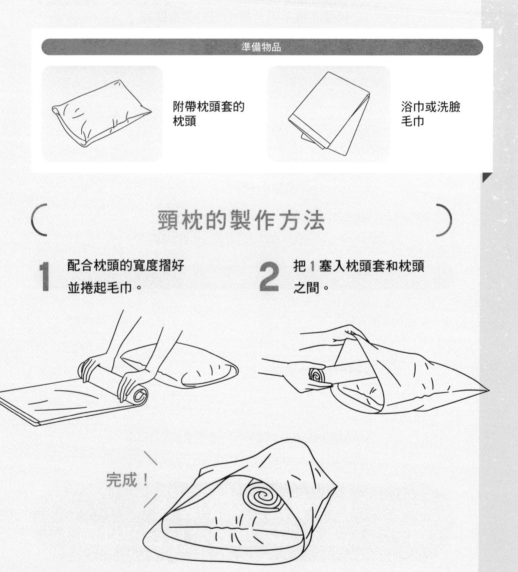

浴巾或洗臉毛巾

頸枕的製作方法

1 配合枕頭的寬度摺好並捲起毛巾。

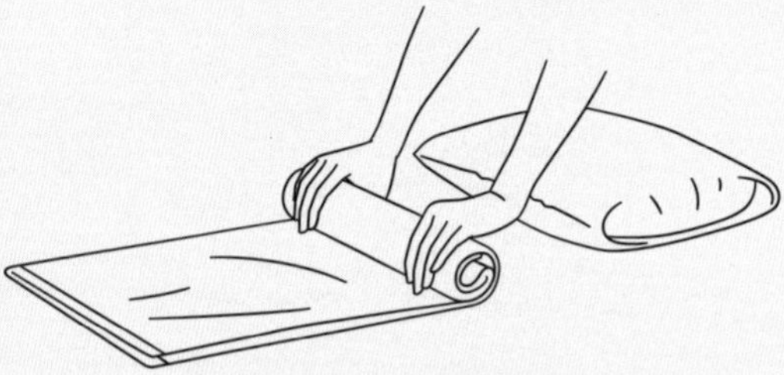

2 把 1 塞入枕頭套和枕頭之間。

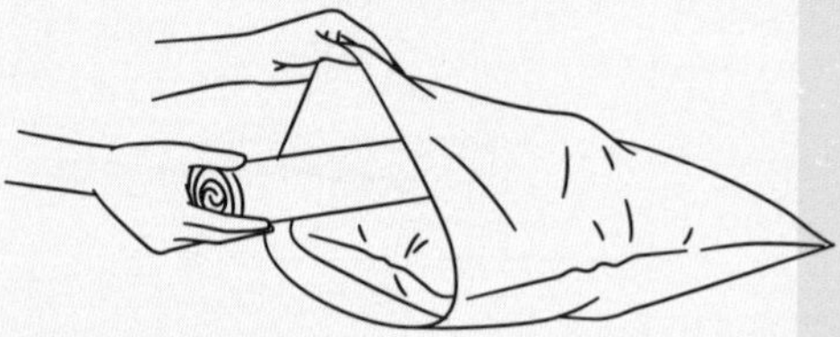

完成！

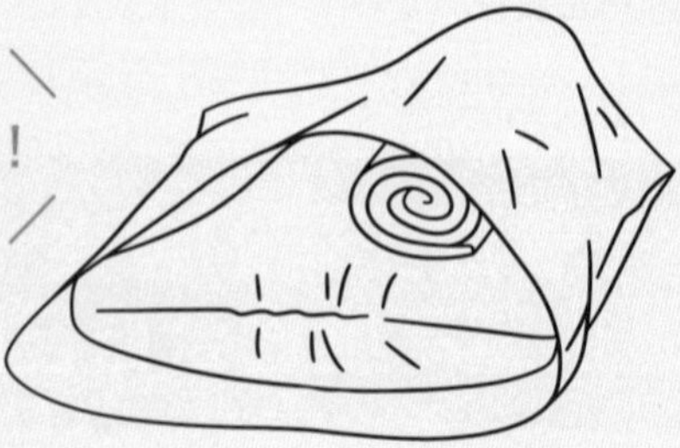

頸枕的用法

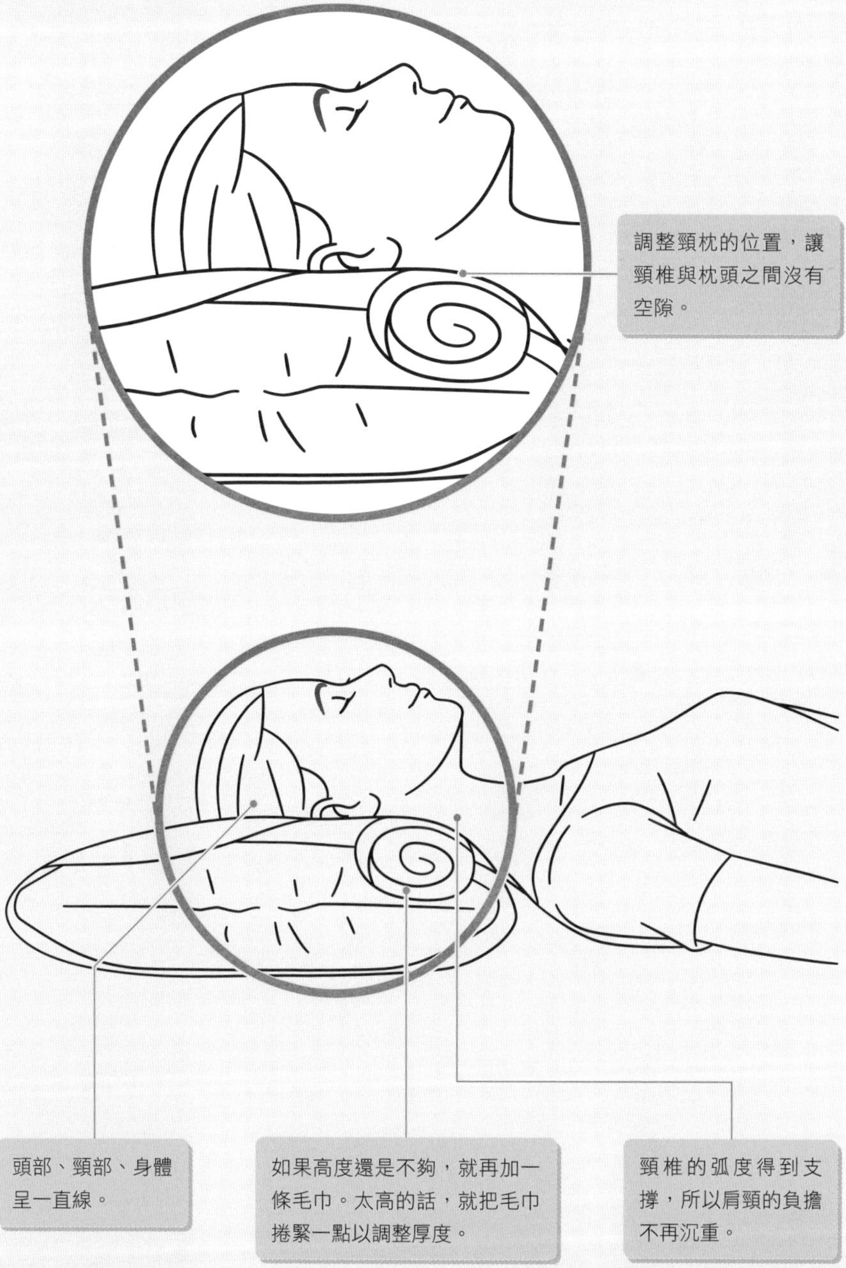
調整頸枕的位置，讓頸椎與枕頭之間沒有空隙。
頭部、頸部、身體呈一直線。
如果高度還是不夠，就再加一條毛巾。太高的話，就把毛巾捲緊一點以調整厚度。
頸椎的弧度得到支撐，所以肩頸的負擔不再沉重。

立刻著手改善！養成姿勢不易偏移的完美習慣

養成平均使用身體左右兩邊的習慣

本章已經向各位說明，為了延長肩胛骨放鬆術的效果，從平常養成正確姿勢的重要性。但是，**姿勢的偏移，說穿了就像「身體的慣性」**。一旦身體習慣了長年的不良姿勢，為了採取標準姿勢的肌肉早已變得不發達，所以即使矯正了姿勢，卻很難固定下來。

為了避免這種情形發生，建議大家從平常養成「姿勢不易偏移的生活習慣」。**只要在日常生活中養成不增加身體負擔的習慣，就不必擔心維持姿勢所需的肌肉與骨骼虛弱無力，如此便有助良好姿勢的維持。**

第一點是不要長期使用身體的同一側。例如不要選擇單肩背的包包，而是重量平均分攤於左右雙肩的背包。讓身體承受左右均等的負荷，能夠防止骨骼歪斜。如果使用手提袋，建議左右手輪流提。另外，選擇肩背包時，最好斜背以減輕肩膀的負擔，而且要提醒自己，左右肩膀輪流背。

同樣地，不論是翹腳、拿手機講電話、搭公車抓著吊環、把重心放在某一腳站立等動作，都要平均分配使用左右兩邊的手腳，以免姿勢歪斜和走樣。

每天都要提醒自己保持正確的姿勢！

從平常培養「矯正姿勢」的意識固然很重要，若能持續實踐「姿勢不易偏移的生活習慣」，想要養成正確姿勢就不再是難事了。

左右肩膀輪流背肩背包

建議選擇重量平均分攤於左右雙肩的背包。最好斜背，也要左右肩膀輪流背。

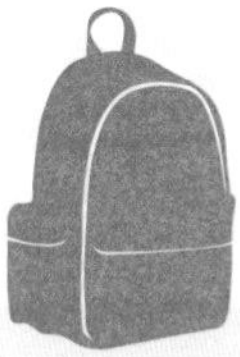

滑手機時要配合視線的高度

滑手機時要雙手拿，而且畫面要配合視線的高度，以減少脖子和手背的負擔。

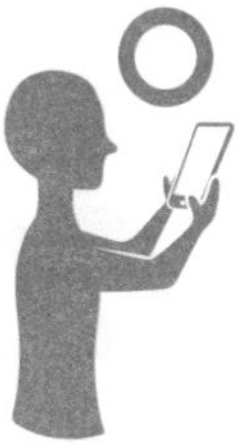

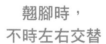

不要穿鞋跟太高的鞋

建議選擇方便走路的鞋子或運動鞋。如果要穿有跟的鞋子，最好鞋跟不要超過3cm，以確保腳跟的面積不會失去穩定感。

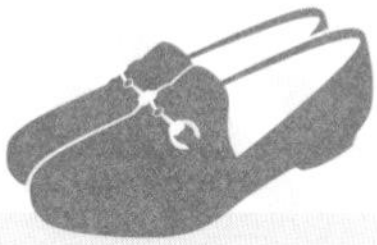

翹腳時，不時左右交替

如果長久保持把同一隻腳翹在另一隻腳的姿勢會造成骨盆歪斜，所以請提醒自己要左右交替（基本上翹腳並不是值得鼓勵的行為）。

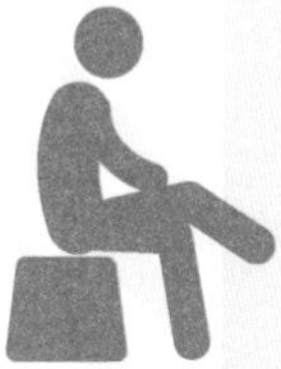

實踐姿勢不易偏移的生活習慣，再加上肩胛骨放鬆術的效果，就能讓肩頸，甚至全身擺脫疼痛與不適！

Column

適合放鬆後的肩胛骨與肌肉的溫和泡澡法

為了提升與維持肩胛骨放鬆術的效果，提醒大家在泡澡時有幾點需要特別注意。重點是以下3點。

●全身浴的水量要淹過肩膀

將肩膀以下都浸泡在熱水裡，不但有溫熱身體的效果，也能促進全身的血液循環，消除疲勞。不過，如果泡了全身浴卻覺得喘不過氣，請改成半身浴慢慢泡。

●把熱水的溫度設定在40度

泡澡的作用之一是把自律神經從使人處於戰鬥狀態的交感神經，切換成讓人放鬆的副交感神經。或許有人覺得水溫偏低，但40度的熱水是讓副交感神經處於優勢的理想溫度。可望達到舒壓、改善體寒、促進腸胃蠕動等功效。

●泡澡時間以10～15分鐘為宜

泡澡的時間全程只要10～15分鐘就綽綽有餘。提醒各位千萬不要以為泡愈久效果愈好而延長時間。如果肩膀僵硬的情形較為嚴重，可以在浴缸裡轉動或按摩肩膀。眼睛感到疲勞時，不妨把水溫調到42度，閉上眼，用蓮蓬頭沖洗眼睛周圍。

第5章

打造強健的骨骼，投資未來的健康吧

強健骨骼等於強化身體的基本結構，能夠為全身帶來各種健康效果。對鍛鍊肩胛骨周邊的肌肉也可發揮相輔相成的效果。

鍛鍊骨骼，維持肩胛骨的柔軟度與良好姿勢！

增加骨質密度，打造強健的骨骼

為了調整肩胛骨周圍肌肉的狀態，維持正確姿勢，除了柔軟的肌肉，「強健的骨骼」也是必要條件。畢竟，無論再怎麼鍛鍊肌肉，如果負責支撐肌肉的骨骼過於脆弱，連維持姿勢都有困難。因此，本章要為各位解說的是，如何透過運動與營養強化骨骼，讓各位確實奠定打造健康身體的基礎。

如同我在第1章已經說明，**若想強健骨骼，最好的辦法是藉由運動的刺激以增加骨質密度。所謂的骨質密度，就是表示單位面積的骨量（骨質的緻密程度）的數值。數值愈高，表示骨骼的強度愈高。**然而，骨質密度會隨著年齡增長而減少，但它和肌肉量有一項共通的特質，也就是不論從幾歲開始都有辦法增加。本章為各位開的運動菜單，用意在於藉由在全身的骨骼施加負荷，以增加骨質密度。

當然，攝取所需的營養，對維護骨骼健康也至關重要。**包括鈣質、鉀和磷，都是組成骨骼時不可缺少的重要成分，請各位記得透過飲食攝取這些礦物質。**本章的最後除了介紹富含鈣質的食物，也會說明如何做到營養均衡的每日飲食指南。請各位按照這些飲食原則攝取每日三餐，守護骨骼的健康。

請藉由運動的刺激與營養增加骨質強度

為了確保肩胛骨的正常運作與維持正確姿勢，前提條件是擁有強健的骨骼。骨骼是健康的基礎，請透過運動與飲食，打造強健的骨骼吧。

透過運動以增加骨質密度

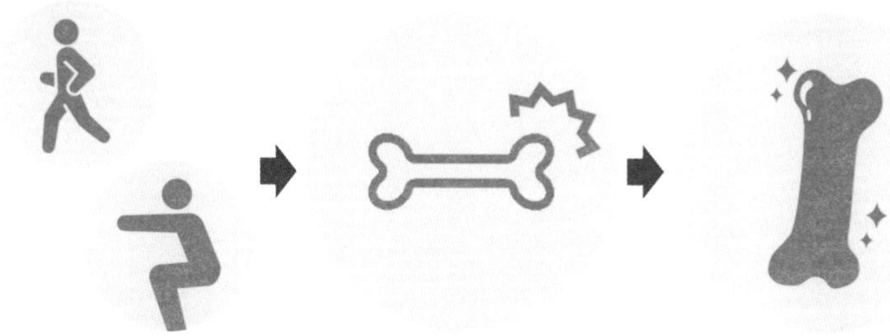

運動以增加身體的活動量 → 骨質受到刺激 → 骨密度提升

＋

攝取鈣質可更進一步增加骨質密度

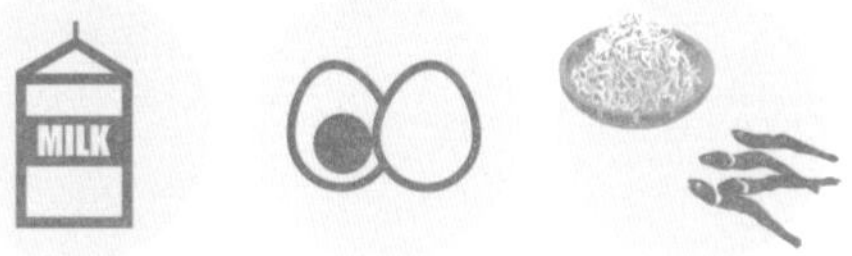

乳製品　蛋　吻仔魚和魚乾 等

選擇富含鈣質的食物

鈣質是骨骼的主要成分，但也是我們容易攝取不足的營養物質。請意識到鈣質的重要性，積極攝取富含鈣質的食物（也參照p.123）。

↓

只要擁有強健的骨骼，就能維持身體基礎的穩定，肩胛骨和姿勢也會保持理想狀態！

如果不運動，骨骼會變得脆弱是真的嗎!?

施予輕微的衝擊有助骨骼生長

肌肉的活動會刺激骨骼，促進骨質密度增加，使骨骼變得更加強健。但是，肌肉是透過運動「收縮（縮短）」與「舒張（伸長）」得到強化，而**骨骼的強度無法藉由單純的活動身體獲得提升。為了強健骨骼，必須提供踏步造成的衝擊、跳躍後著地時產生的適度的重力刺激。**

舉例而言，左頁列舉的「快步走路」和「上下樓梯」等運動，當腳著地時的衝擊，會從腳跟傳至下半身的骨骼，形成刺激。

骨質密度在30幾歲～40幾歲達到巔峰，之後便逐年下降。尤其是沒有運動習慣的人，更是急速減少，等到自己發覺不妙時，可能已經是「肌肉所剩無幾」或「骨質脆弱，不堪一擊」的地步。為了避免這種情形發生，建議各位平時就要養成運動的習慣。**值得安慰的是，骨質與肌肉的增加不受年齡增長影響，只要受到良性刺激，都會如實反映在身體的變化。**

順帶一提，為了維持骨骼健康所不可或缺的維生素D，可發揮促進腸道對鈣質與磷的吸收，使骨質密度提升的功能。曬太陽也有助身體合成維生素D，所以選擇在天氣晴朗的日子到戶外運動，可說一舉兩得。

透過日常的努力，增加骨質密度的方法

平常不經意的舉動，也可能是提升骨質密度的大好機會。搭配原來的運動習慣，可望得到更好的效果。

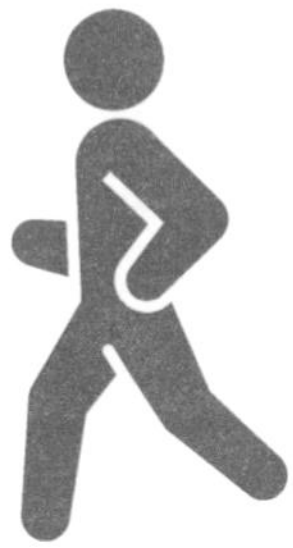

快步走

腳跟承受的衝擊對骨骼會形成刺激，每一步都要意識到著地。

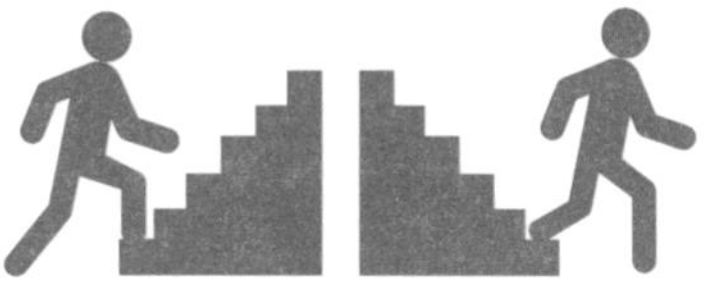

上下樓梯

上下每一階時都要確實著地，讓下半身的骨骼受到刺激。

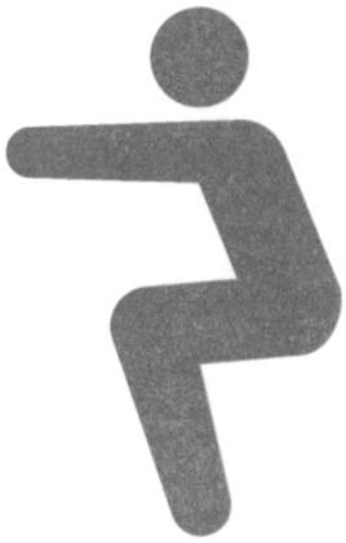

深蹲

下半身的肌肉一動，骨骼就會受到刺激而強化。

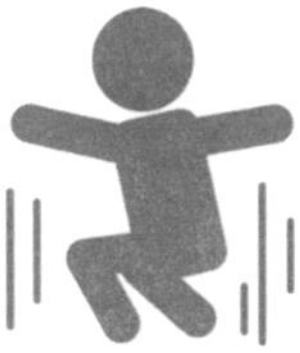

原地跳躍

反覆輕輕跳躍，能夠透過著地時的衝擊刺激骨骼。

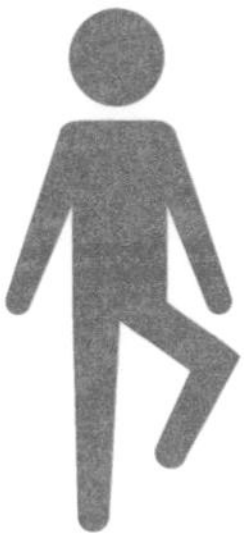

單腳站立

把身體的重量集中在支撐身體的某隻腳，藉此刺激肌肉與骨骼。

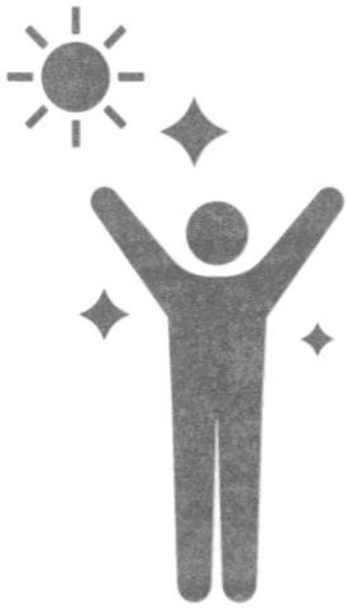

曬太陽

曬太陽有助身體生成在維護骨質健康，發揮重要功能的維生素D。

骨質密度下降，健康壽命會跟著減少是真的嗎!?

只要肌肉活動，骨骼會跟著強化

維護骨質健康，使骨質密度維持在高檔，不僅有助肩胛骨的狀態和姿勢保持穩定，也會左右我們的「健康壽命」。

所謂的健康壽命，意思是「沒有因健康上的問題，可以在日常生活不受到限制之下生活的期間」。說到日本的平均壽命，男性是81．47歲，女性是87．57歲，但是不論男女，健康壽命都比目前的平均年齡少10年左右。從這個現狀而言，大多數的人都不是在健康狀態下頤養天年。

可以想見健康壽命縮短的原因包括疾病、不重視養生的生活習慣等，但我們也不能忽略年齡增長、因運動不足造成骨質密度下降所帶來的影響力。尤其是因骨骼強度下降，導致骨折機率增加的「骨質疏鬆症」，若放置不管，將會惡化成運動障礙症候群、肌少症這兩大影響健康壽命甚鉅的嚴重問題。另外，**一不小心跌倒就骨折，而且久治不癒也會造成身體機能減退。如果就此臥床不起，也會折損健康壽命。**

不論年齡多寡，希望各位藉由運動與飲食細心呵護骨骼，永遠保有生活自主能力。最後呼籲請各位養成運動的習慣，將之視為對未來的「健康投資」。

維持肌肉量與骨量，是健康長壽的祕訣

無畏年齡增長，也要保有生活的自主能力，關鍵在於維持肌肉量與骨量。肌力與骨質密度的減少會導致運動障礙，降低生活品質。

高齡者需要照護的前5大原因

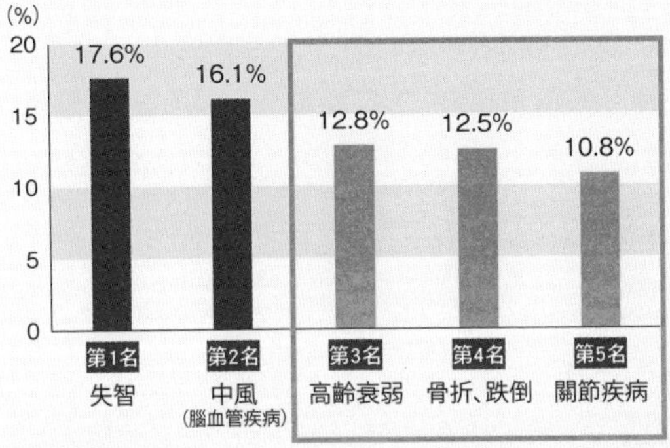
(%)
20
15
10
5
0
17.6%
16.1%
12.8%
12.5%
10.8%
第1名 失智
第2名 中風 (腦血管疾病)
第3名 高齡衰弱
第4名 骨折、跌倒
第5名 關節疾病

超過3成的人，原因都與運動器官出現障礙或衰退有關！最糟情況下，甚至有可能就此臥床不起！

出處：根據厚生勞動省2019年「國民生活基礎調查」製作，並有部分改編。

預防運動障礙症候群與肌少症，現在就開始！

骨骼與肌肉運動器官等出現障礙的
運動障礙症候群

肌肉量隨著年齡增長而減少
肌少症

↓

全身的肌力與身體的機能衰退

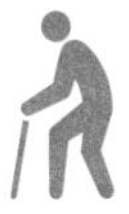

站起身和步行都成為麻煩事，如果沒有扶手就無法上階梯，最糟的情況是臥床不起。

步履蹣跚，容易跌跌撞撞，發生骨折、糖尿病、肺炎的風險也增加了。

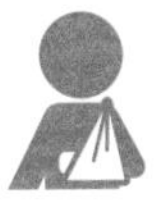

可以避免這種狀況發生的方法……

適度地運動，鍛鍊肌力與骨骼！

強化骨骼與肌肉的運動 1

以下為各位介紹能夠刺激全身的肌肉與骨骼的運動。
活動身體，有助維持良好姿勢與肩胛骨正常運作。

1天1組

伸直背脊站好，彎起右膝往後抬，維持單腳站立的姿勢1分鐘。之後再慢慢恢復原來的姿勢，左右交替做1～3次。

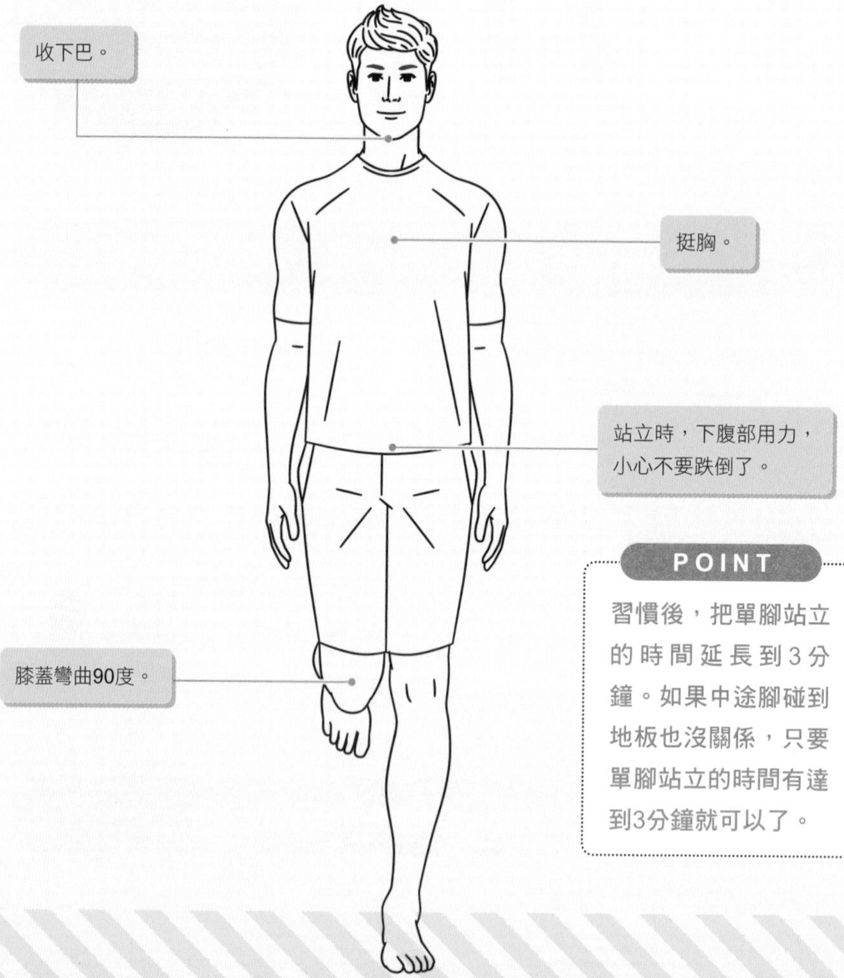
收下巴。
挺胸。
站立時，下腹部用力，
小心不要跌倒了。
膝蓋彎曲90度。

POINT

習慣後，把單腳站立的時間延長到3分鐘。如果中途腳碰到地板也沒關係，只要單腳站立的時間有達到3分鐘就可以了。

熟練了就進階！

強度超過單腳站立，連體幹也一起鍛鍊

接著請挑戰單腳站立的進階版。單腳站立時，把大腿抬到與地板平行的位置。相較於右頁的單腳站立，主要目的是提升下半身的肌力，進階版的目標是強化體幹。運動強度與難易度都更勝初階版一籌。

收下巴，背脊伸直。再把大腿高高抬起，單腳站立，維持這個姿勢3分鐘，再慢慢恢復原來的姿勢。左右交替做1～3次。

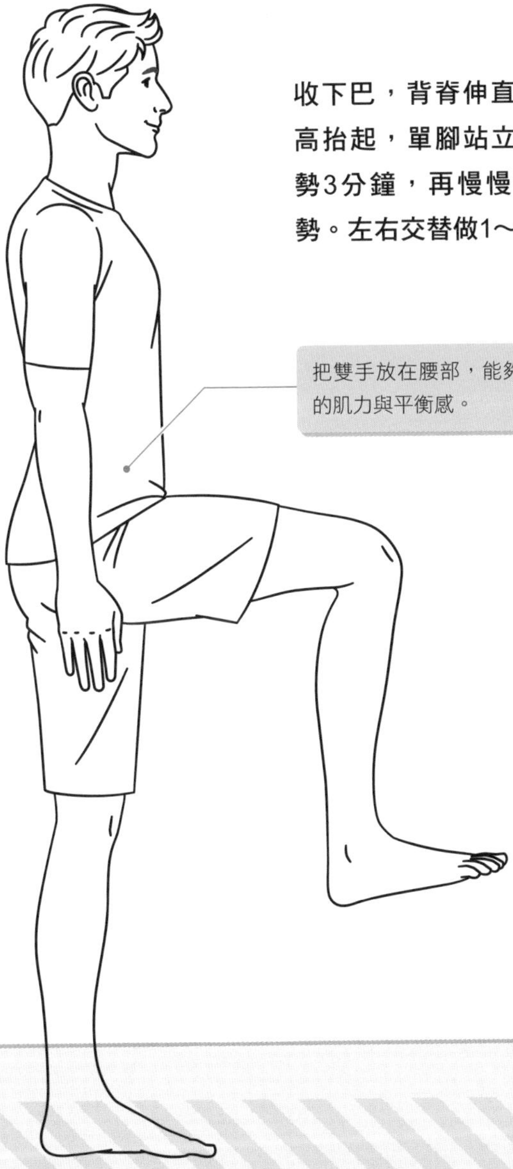

把雙手放在腰部，能夠更加鍛鍊下半身的肌力與平衡感。

強化骨骼與肌肉的運動 2

1天1組

1 雙腳張開與肩膀同寬，站在距離牆壁約40～50cm處，將雙手貼在壁面。

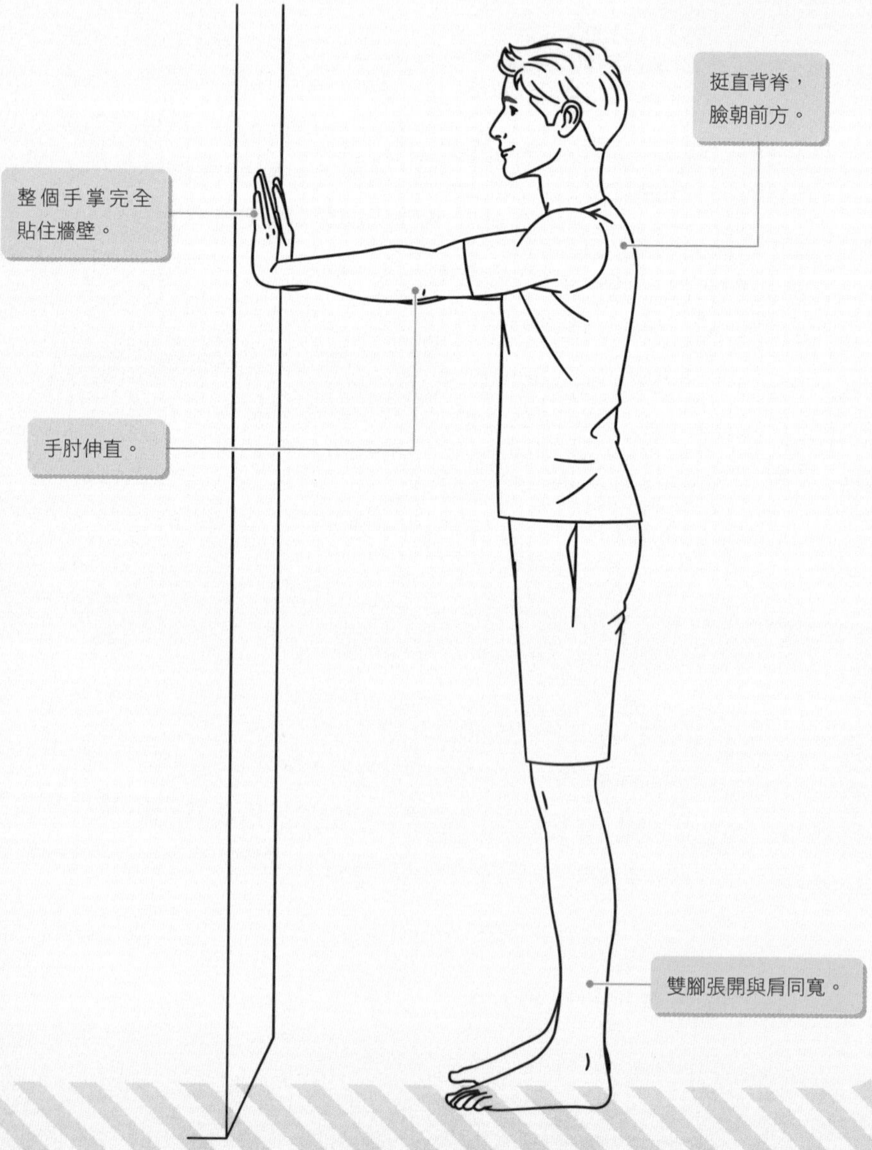
挺直背脊，
臉朝前方。
整個手掌完全
貼住牆壁。
手肘伸直。
雙腳張開與肩同寬。

2

以對著牆壁做伏地挺身的感覺，彎曲手肘，只有上半身往前傾，將臉部靠近牆壁。

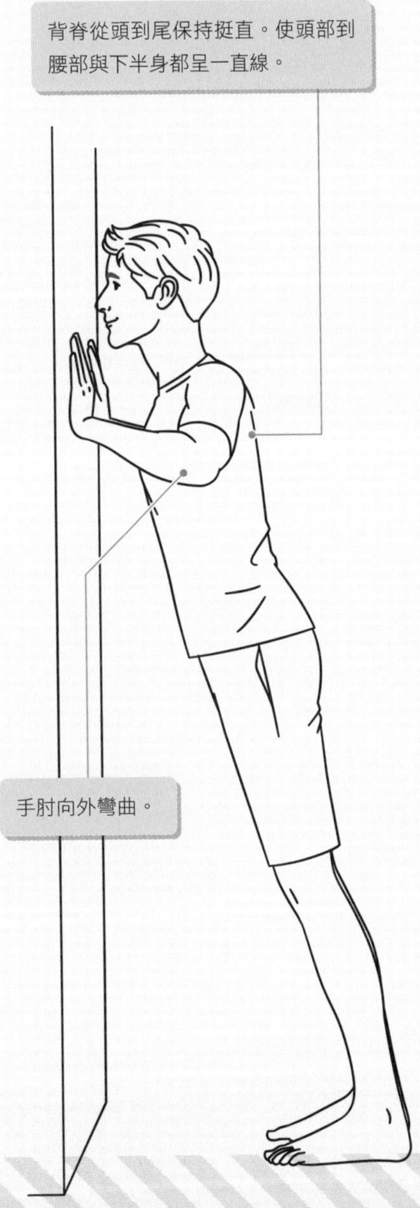
背脊從頭到尾保持挺直。使頭部到腰部與下半身都呈一直線。
手肘向外彎曲。

3

伸直手肘以挺起上半身，雙手離開牆壁。雙手合十，在胸前用力「啪嚓」一聲。兩手再度貼著牆壁，重複 2 ～ 3 的動作10次。

兩手在胸前用力「啪嚓」一拍，對骨骼施予刺激。

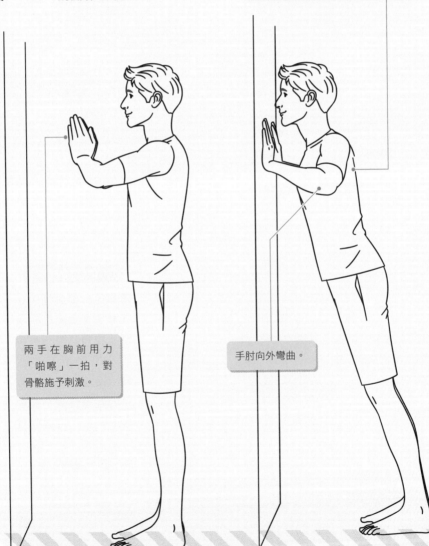

強化骨骼與肌肉的運動 ❸

1天1組

1 十指在胸前上下相扣，左右互拉3秒鐘，鬆開。接著上下手對調，同樣互拉3秒鐘。重複10次。

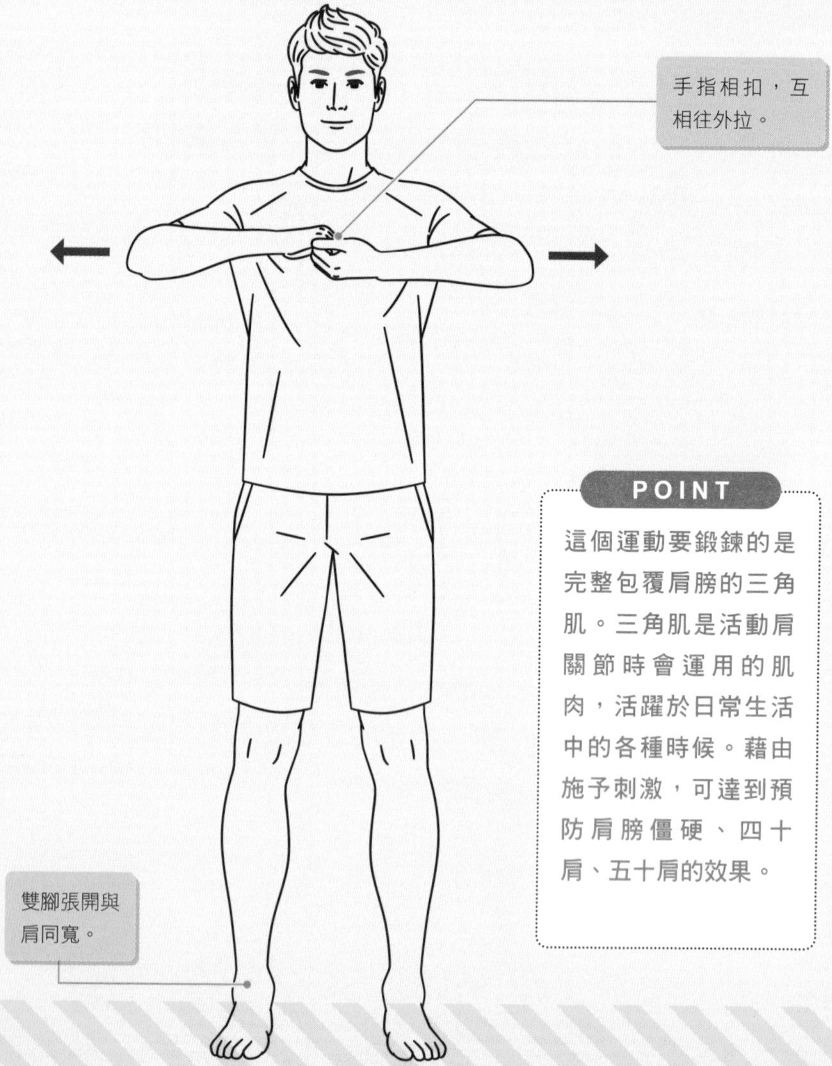

手指相扣，互相往外拉。
雙腳張開與肩同寬。

POINT

這個運動要鍛鍊的是完整包覆肩膀的三角肌。三角肌是活動肩關節時會運用的肌肉，活躍於日常生活中的各種時候。藉由施予刺激，可達到預防肩膀僵硬、四十肩、五十肩的效果。

2 **腳尖和膝蓋向外，雙腿打開一大步，腰部往下沉。雙手放在膝蓋上，相當於蹲馬步的姿勢。**

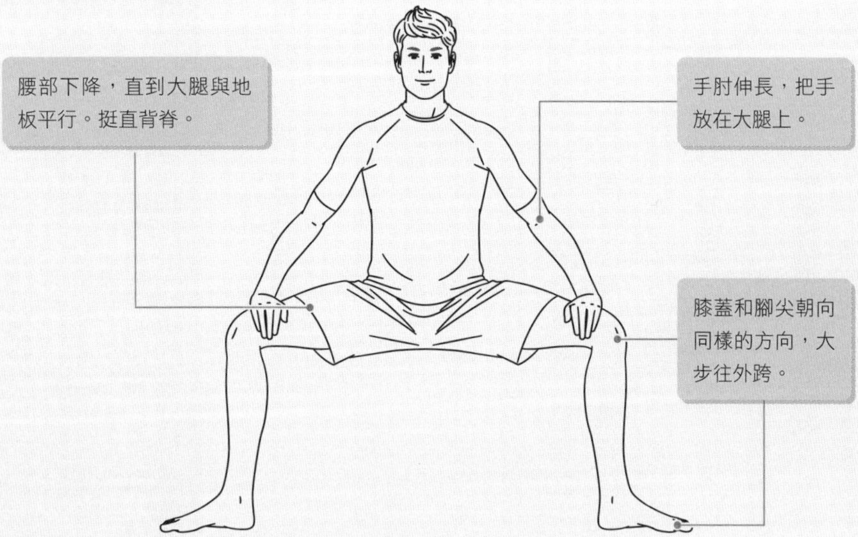
腰部下降，直到大腿與地板平行。挺直背脊。
手肘伸長，把手放在大腿上。
膝蓋和腳尖朝向同樣的方向，大步往外跨。

3 **從蹲馬步的姿勢轉換成伸長左膝，花3秒鐘將右腳往旁邊高舉，再恢復成 2 的姿勢。換邊進行。左右兩邊各重複10次。**

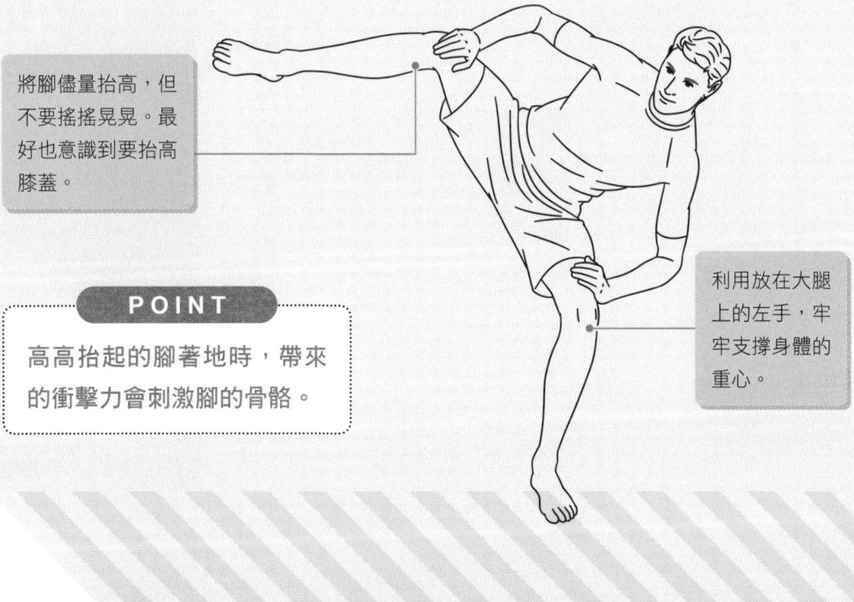
將腳儘量抬高，但不要搖搖晃晃。最好也意識到要抬高膝蓋。
利用放在大腿上的左手，牢牢支撐身體的重心。

POINT

高高抬起的腳著地時，帶來的衝擊力會刺激腳的骨骼。

為了保持骨骼的強健，1天必須攝取約4杯牛奶所含的鈣質！

缺乏鈣會引起骨質疏鬆症

為了守護骨骼的健康，除了適度的運動，營養方面的輔助也很重要。

骨骼的主要成分是鈣質。或許有些人不知道，雖然鈣質是強健骨骼的必備營養素，但人體對鈣質的吸收率並不高，僅有20～30％，所以是我們很容易缺乏的礦物質之一。另外，根據日本厚生勞動省基於維持與促進健康、預防生活習慣病等目的而發表的「日本人的飲食攝取基準（2020年版）」，**1天的鈣質建議攝取量（30～74歲的男性）是750mg。換算成大家最熟悉的牛奶，大約是4杯200ml的牛奶。**與其它營養素相比，含有鈣質的食物相對較多，建議各位參考左頁的「富含鈣質食品一覽表」，選擇各種鈣質含量豐富的食材，自行搭配，達成每日的目標值。

順帶一提，鈣質攝取不足的情況一旦慢性化，骨質密度就會下降，導致骨骼變得脆弱。尤其對高齡者和停經後的女性更是不利，因為會提高骨質疏鬆的風險。不過，需要注意的是，攝取鈣質過量，也會引起高血鈣症、泌尿道結石等健康礙障。所以即使要服用鈣質補充劑，也要注意不可攝取過量。

以每天攝取750mg的鈣質為目標！

以30～74歲的男性而言，1天的鈣質建議攝取量是750mg（18～74歲的女性是650mg）。請積極攝取乳製品和魚貝類。

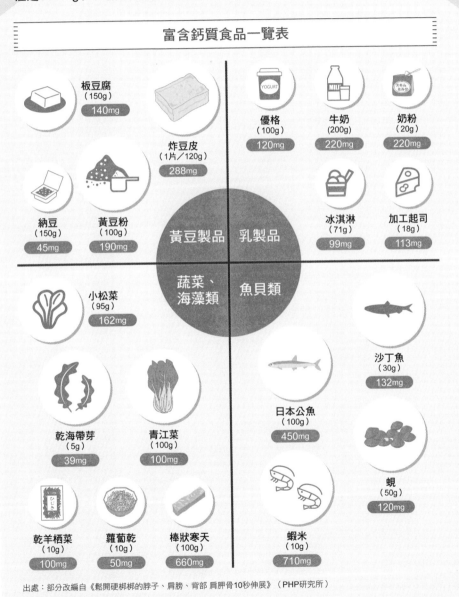

富含鈣質食品一覽表

黃豆製品

食品	份量	鈣質
板豆腐	（150g）	140mg
炸豆皮	（1片／120g）	288mg
納豆	（150g）	45mg
黃豆粉	（100g）	190mg

乳製品

食品	份量	鈣質
優格	（100g）	120mg
牛奶	(200g)	220mg
奶粉	（20g）	220mg
冰淇淋	（71g）	99mg
加工起司	（18g）	113mg

蔬菜、海藻類

食品	份量	鈣質
小松菜	（95g）	162mg
乾海帶芽	（5g）	39mg
青江菜	（100g）	100mg
乾羊栖菜	（10g）	100mg
蘿蔔乾	（10g）	50mg
棒狀寒天	（100g）	660mg

魚貝類

食品	份量	鈣質
沙丁魚	（30g）	132mg
日本公魚	（100g）	450mg
蜆	（50g）	120mg
蝦米	（10g）	710mg

出處：部分改編自《鬆開硬梆梆的脖子、肩膀、背部 肩胛骨10秒伸展》（PHP研究所）

利用「碳水化合物6：蛋白質2：脂質2」的營養素比例，打造讓疾病遠離的身體！

提醒自己要攝取維生素C、D、K

為了打造強健的骨骼，除了前述的鈣質，維持和促進健康所需的鉀、與鎂及鈣結合，組成骨質的磷等微量元素也很重要。除此之外，希望各位也積極攝取下列的維生素。

含於鮪魚、鮭魚和沙丁魚等魚貝類、菇類的維生素D，除了可促進鈣質的吸收及累積於骨骼，在促進小腸壁吸收鈣質以及骨質的形成也發揮重要功能。另外，大量含於綠花椰菜和柑橘類的維生素C，富含於菠菜、納豆及綠茶的維生素K，都有助鉀的吸收。

不過，**為了將營養素的效益最大化，最好的方法是達到飲食均衡。最關鍵的重點有3項，分別是「攝取3大營養素」「1天要攝取350g的蔬菜」「減鹽」**。以1天攝取的總熱量而言，建議各位依照「碳水化合物6：蛋白質2：脂質2」的比例設計每天的飲食菜單。

另外提醒各位一點，過量攝取鹽分、咖啡因和酒精，都會阻礙鈣質的吸收，請務必特別注意。

營養均衡的飲食也攸關骨骼的健康！

為了守護骨骼的健康，兩大關鍵在於適度的運動搭配營養均衡的飲食。除了3大營養素，如果再加上有助骨質形成的食物就更理想了。

知道有哪些食品是有助鈣質吸收的幫手！

促進鈣質的吸收及累積於骨骼的食品

維生素D

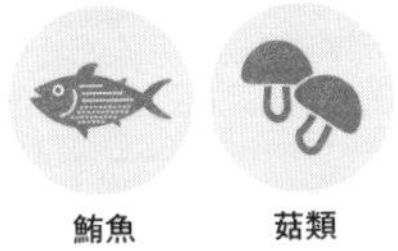
鮪魚
菇類
等

促進鉀吸收的食品

維生素K　維生素C

紫蘇
綠茶
等
綠花椰菜
奇異果
草莓
等

依照「碳水化合物6：蛋白質2：脂質2」的比例組成飲食內容

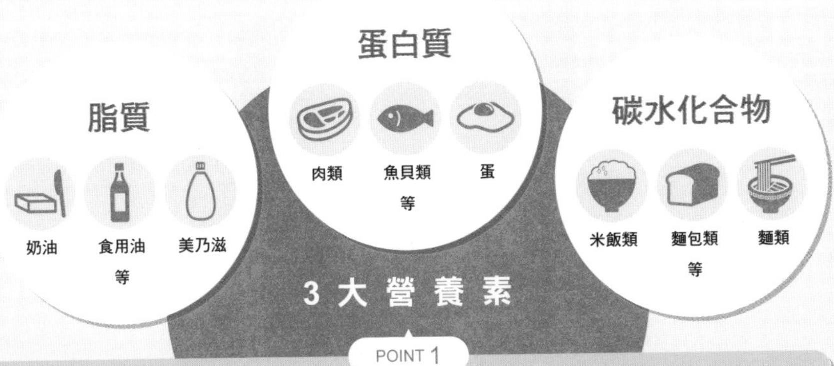
蛋白質
肉類
魚貝類
蛋
等
脂質
奶油
食用油
美乃滋
等
碳水化合物
米飯類
麵包類
麵類
等
3大營養素

POINT 1

成人男性1天所需的熱量是2000kcal，成人女性是1700kcal。建議各位在這個熱量範圍內，依照碳水化合物6：蛋白質2：脂質2的比例，聰明攝取3大營養素。

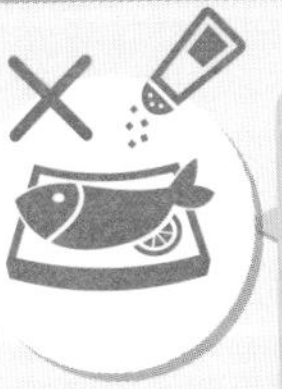

POINT 2

為了減鹽，建議各位多加利用醋、柑橘類、辛香料、香味蔬菜等，以減少醬油和鹽的使用量。

350g

POINT 3

為了增加膳食纖維與礦物質的攝取量，請定下1天攝取蔬菜350g的目標。

結語

本書有兩大主軸，分別是「讓肩胛骨的位置與動作恢復正常，消除肩頸不適」和「養成正確的姿勢」。因此，為各位介紹了各種放鬆肩胛骨的運動與矯正姿勢的生活習慣等。

如果再貪心一點，我會說我的第3個期望是「養成運動習慣，調整身體各種機能」。

事實上，只要實踐放鬆肩胛骨的運動，在日常生活中意識到矯正姿勢的重要性，不僅限於肩頸，您可以連其他不適症狀也獲得改善。例如：

●姿勢回正，骨骼不再歪斜，所以身形顯得更加修長挺拔。也達到視覺上減齡的效果。

●肌力提升，基礎代謝率也提高了。疲勞感不再動不動就上身，也不容易發胖。肌肉能夠均勻出力，下巴線條和腹部也變得更加緊實，達到美容功效。

●透過強化骨骼和體幹的運動，相信身體一定能輕鬆養成正確的姿勢。

雖然各位無法一口氣實踐本書介紹的內容，但我相信只要身體能感受到些許變化，就表示效果已經出現。想必這些驚喜發現，一定能化為繼續努力的動力。

請各位將肩胛骨周圍調整至最佳狀態，讓身體就此擺脫各種惱人的不適吧。對於有志從事理學療法的筆者而言，只要能讓更多人確實感受到「肩胛骨放鬆術真的有效果」，哪怕只有一個人，也會感受到至高無上的喜悅。

最後我要向把本書讀到最後一頁的讀者致上謝意，也期盼本書能夠對各位發揮棉薄之力。

福井醫療大學　保健醫療學系　教授　**藤縄　理**

【參考文獻】
『ガチガチの肩・首・背中がほぐれる 肩甲骨10秒ストレッチ』
（著者 藤縄 理・PHP研究所）
『肩甲骨はがし すべての体操の動画が見られるQRコードつき』
（監修 藤縄 理・宝島社）
※除了上述之外，我們還參考了許多書籍和網站。

國家圖書館出版品預行編目資料

肩胛骨放鬆術：「神運動」柔軟你的肩胛骨, 改善肩頸僵硬與疼痛! / 藤繩理著 ; 藍嘉楹譯. -- 初版. -- 臺中市 : 晨星出版有限公司, 2024.08
面；公分．—（知的！；227）
譯自：専門家がしっかり教える 健康図解 あらゆるコリ、痛みが消える肩甲骨はがし
ISBN 978-626-320-879-7（平裝）
1.CST: 肩胛骨 2.CST: 肌筋膜放鬆術 3.CST: 放鬆治療
418.9314 113007985

知的！227

肩胛骨放鬆術：

「神運動」柔軟你的肩胛骨，改善肩頸僵硬與疼痛！

専門家がしっかり教える 健康図解 あらゆるコリ、痛みが消える肩甲骨はがし

作者 藤繩理
插畫 內山弘隆
譯者 藍嘉楹
編輯 吳雨書
封面設計 ivy_design
美術設計 曾麗香

創辦人 陳銘民
發行所 晨星出版有限公司
407台中市西屯區工業30路1號1樓
TEL：（04）23595820 FAX：（04）23550581
http://star.morningstar.com.tw
行政院新聞局局版台業字第2500號
法律顧問 陳思成律師
初版 西元2024年08月15日 初版1刷

讀者服務專線 TEL：（02）23672044 /（04）23595819#212
讀者傳真專線 FAX：（02）23635741 /（04）23595493
讀者專用信箱 service @morningstar.com.tw
網路書店 http://www.morningstar.com.tw
郵政劃撥 15060393（知己圖書股份有限公司）

印刷 上好印刷股份有限公司

定價320元

ISBN 978-626-320-879-7